海派中医名家学术思想研究论丛·岳阳名医临证精粹

总主编 郑 莉 周 嘉

严隽陶
推拿学术经验集

主 编 孙武权
主 审 严隽陶

上海科学技术出版社

图书在版编目(CIP)数据

严隽陶推拿学术经验集 / 孙武权主编. —上海：
上海科学技术出版社,2020.1
(岳阳名医临证精粹)
ISBN 978 - 7 - 5478 - 4568 - 4

Ⅰ.①严… Ⅱ.①孙… Ⅲ.①按摩疗法(中医)-经验
Ⅳ.①R244.1

中国版本图书馆 CIP 数据核字(2019)第 183271 号

严隽陶推拿学术经验集
主编　孙武权

上海世纪出版(集团)有限公司
上 海 科 学 技 术 出 版 社　出版、发行
(上海钦州南路 71 号　邮政编码 200235　www.sstp.cn)
浙江新华印刷技术有限公司印刷
开本 787×1092　1/16　印张 12.5
字数 185 千字
2020 年 1 月第 1 版　2020 年 1 月第 1 次印刷
ISBN 978 - 7 - 5478 - 4568 - 4/R·1912
定价：48.00 元

本书如有缺页、错装或坏损等严重质量问题,请向工厂联系调换

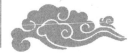

内容提要

　　本书是"岳阳名医临证精粹"系列丛书中的一种,介绍了上海中医药大学附属岳阳中西医结合医院名医严隽陶的从医之路、学术影响和临证经验。全书分为名医之路、学术思想、经验特色、经典医案医话、名医工作室团队跟师心得体会集萃、附篇六部分。严隽陶为海派中医丁氏推拿的代表性传承人之一,在继承丁氏推拿以中医经络腧穴学说为核心指导、以一指禅推拿和㨰法推拿为主要施治手法的理论基础上,又规范丁氏推拿主要手法操作,并将推拿手法和功法紧密结合,建立"康复推拿"亚学科。书中详细介绍了严隽陶的临床经验特色、基本手法解析与应用,以及颈肩腰腿痛等骨伤科疾病、中风后遗症、老年骨骼肌减少症、高血压病、痛经、小儿腹泻等临床各科疾病的学术概况和具体治疗手法,且收录了主要传承人在跟师学习实践中的体验或领会,有利于读者提高对相关疾病的认识理解和深入研究。

　　本书可供推拿医师、推拿研究人员、中医院校师生及广大中医爱好者参考阅读。

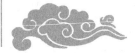

丛书编委会

总主编

郑　莉　周　嘉

副总主编

郝微微　李　斌　沈　雁　梅国江　朱　亮

顾　问 （按姓氏笔画排序）

王清波　东贵荣　乐秀珍　朱南孙　严隽陶

吴焕淦　何立人　何星海　余小明　张　天

张秋娟　陈汉平　金利国　房　敏　赵粹英

是全福　凌耀星　浦蕴星　黄振翘　曹仁发

彭培初　鲁孟贤

编　委 （按姓氏笔画排序）

马晓芃　王　怡　刘慧荣　孙武权　肖　达

吴士延　周韶虹　顾　非　钱义明　徐　佳

董　莉　鲍春龄

编写办公室

汤　杰　闫秀丽　任　莹　徐邦杰　吕凯荧

编委会

主　　编　孙武权

副主编　张　宏　陈志伟　龚　利

编　　委　（按姓氏笔画为序）

王　勇　王念宏　王峻良　吕　强

朱清广　刘玉超　刘晓丹　齐　瑞

许　军　孙武权　孙国荣　严　振

李征宇　吴嘉容　沈一菁　张　宏

张　昊　张国辉　陈志伟　林　强

房　敏　姜淑云　郭艳明　龚　利

主　　审　严隽陶

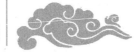

序言

　　一个专业、一门学科、一家学派的产生，都不是偶然的，更不是哪一位智者灵机一动，从天而降。所有当前存在的事物，包括知识、理论、理念，都是前面事物衍化而来，再衍变产生后续的新事物。就一个片段而言，都有"产生—发展—消亡"的过程，尔后经过否定之否定的不断循环，在变化中促进事物的无限发展。

　　同时，一件具体事物的变化，既由其性质所决定，也由客观需要所催生。尤其是思想、理念、学说、经验类的知识性产品的造就，绝非一人之力所为，当然不可否认个人在其中的积极作用，更是一群耕耘者协同合力的结果。

　　当孙武权为主编的同仁团队编撰以我名字为符号的《严隽陶推拿学术经验集》付梓出版的时候，我就是以这种认识和心态，看待这本书的。

　　我的知识和能力，主要是源于这个具有几千年的古老专业——中医学及其推拿疗法的哺育，其一部分是我自己实践经验的积累和总结，但更多的是师长、同道、学生对我的教导、诘问、补充及交流的合成。

　　推拿，古代称为按摩，历史悠久，其应用治病之始，可谓与民同生。日后，在长期的实践中，由民间应用、智者总结而不断丰富，逐渐形成了一门有理论、有技能、有适应病症、有禁忌范围的医学专业。

　　中国传统医学自古至今，显示了一个非常重要的特点，即治病不局限于病，而是向前延伸到养生、预防、治未病，向后扩展到对残障、衰老人员在社会活动中功能的改善和生活质量的提高。用当代的语言来说，这就是要求卫生健康事业体现以健康为中心，不是以治病为中心的思想。

　　中医推拿学在应用实践中，从两个方面，反映了中国传统医学的健康观：一是把人的机体看成是一个整体，将人与自然、社会作为一个整体，即所谓的"天人合一"。二是在整体观念的指导下，对临床诊断疾病、评估转归及恢复、预防复发,注重人体结构与功能并重的标准,采用推拿两大类的治疗方法手法与功法外,吸收、融合相关的外治、内治法,达到"杂合以治,各得其所宜"(《素问·异法方宜论篇》)的效果。

愿这本"学术经验集"在业内对上述的一些观点能引起共鸣,深入探讨。

（严隽陶）

2019 年 8 月 6 日

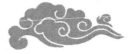

目 录

第一章
名 医 之 路

第一节　人 物 简 介

严隽陶,男,1942年9月出生,江苏苏州人。上海中医药大学终身教授、主任医师、博士生导师、博士后合作导师,上海市名中医,丁氏推拿流派代表性传承人和现代拓展的奠基人,国家中医药管理局第三、第五、第六批全国老中医药专家学术经验继承工作指导老师。严氏1961年毕业于上海中医学院附属推拿学校。曾先后担任上海中医学院(今上海中医药大学)推拿系主任、上海中医药大学附属岳阳中西医结合医院(以下简称岳阳医院)院长、上海中医药大学康复医学院名誉院长和康复医学研究所名誉所长、岳阳医院专家委员会主任委员、国家中医药管理局推拿重点专科主任及重点专科协作组组长、上海市中医针灸推拿临床医学中心主任、上海市中医药研究院推拿研究所首任所长和中西医结合临床研究所首任所长、中华中医药学会第五届理事会理事兼推拿分会主任委员、上海市中医药学会第八届理事会常务理事兼推拿分会主任委员、中国康复医学会第五届理事会理事、中国医师协会康复医师分会第一届委员会委员、上海市康复医学会第四届理事会副会长兼第一届中西医结合康复医学专业委员会主任委员、上海市康复医学会第一届管理专业委员会副主任委员、中华医学会医疗事故技术鉴定专家库成员、上海市医学会医疗事故技术鉴定专家库成员、上海市卫生系列高级职称资格评审委员会委员、上海市高层次针推伤临床人才班指导老师、《按摩与康复医学》(原《按摩与导引》)杂志副主编、*Journal of Acupuncture and Tuina Science*(《针灸推拿医学》杂志)编委会主任委员、中国中医药出版社"十五""十一五"规划教材《推拿学》主编。1992年10月起享受国务院特殊津贴。

先后培养硕士研究生 16 名、博士研究生 26 名、博士后 3 名。严氏指导研究生进行了推拿学与生物力学、分子生物学、神经生物学、康复医学和运动医学等学科的交叉研究，对推拿学的发展做出巨大贡献。严氏负责及参与包括国家自然科学基金在内的 20 余项科研项目的研究，发表论文 100 余篇，曾获上海市科技进步奖 3 次、上海市教育成果奖 1 次、国家中医药管理局科学进步奖 1 次。

第二节　缘起、传承与发展

一、缘起

严隽陶就读的上海中医学院附属推拿学校是国内第一所推拿专科学校，由一指禅推拿前辈朱春霆创办于 1956 年，海派推拿名家荟萃，朱春霆、王纪松、王百川、钱福卿、丁季峰、马万龙等推拿前辈亲自授课，其历届毕业生分布全国，各地著名推拿专家多与上海推拿学校有渊源。中学期间，严隽陶家里有人患病，得推拿治疗而愈，这触动了他报考上海中医学院附属推拿医士学校。1961 年毕业后，他留校任教。严隽陶在学习期间以及毕业后，经卫生行政部门安排成为推拿界老前辈一指禅推拿传人王纪松和㨰法推拿创始人丁季峰的入室弟子，深得一指禅推拿和㨰法推拿学术流派真传。

一指禅推拿学术流派相传为达摩所创，但并无证据。一指禅推拿源头目前可追溯到清咸丰年间，由河南李鉴臣传扬州丁凤山。丁凤山勤学不倦，尽得李氏一指禅真谛，发展成一指禅推拿学派，在江浙两省颇负盛名，终成丁氏推拿流派开山鼻祖。20 世纪 40 年代，丁氏一指禅推拿流派传人丁季峰又在一指禅推拿的基础上创造了㨰法操作手法，逐步形成了㨰法推拿流派，应用范围涉及临床各科，丰富了丁氏推拿的流派体系。20 世纪 50 年代以来，经过上海中医药大学几十年来推拿专业人才一代代的培养和输送，丁氏推拿学术流派已经成为国内影响力最大的推拿学术流派。

第三代丁氏推拿代表性传人王纪松（1902—1990），原名王荣宽，16 岁随父王松山学习一指禅推拿。22 岁独立开诊，曾为上海市广慈医院（今上海交通大学医学院附属瑞金医院）高血压研究所会员，是上海市推拿学校创始人之一，并任教师。王纪松重视整体观念，辨证论治。他首先明确提出了推拿的"辨证取穴""辨证运用手法"的观点,"取穴五法"(主辅相伍取穴法、局部取穴法、循经取穴法、表里经相配取穴法,以及要穴首取等五种方法)与手法"柔则为补,刚则为泻,以柔制刚"的原则。他将一指禅推拿流派常用的推、拿、按、摩、揉、搓、缠、点、摇、搓、抖、捻12手法增加了"抄、勾、抹、梳"4种手法而成16种常用手法,擅长治疗高血压病、头痛、眩晕、失眠、月经不调、偏瘫、各种风湿痹痛。

第三代丁氏推拿代表性传人、㨰法推拿流派创始人丁季峰(1914—1998),上海市名中医,一指禅推拿名家丁树山之子。17岁时因父亲病故,丁氏随堂兄丁鹤山继续学习一指禅推拿。丁氏曾任岳阳医院推拿科主任、主任医师,并获上海市卫生局颁发的《从事中医工作五十年》奖状。1985年丁氏任硕士生导师,培养了全国第一位推拿专业硕士研究生。1987年丁氏主编《中国医学百科全书·推拿学》分卷,1994年主编《推拿大成》。丁季峰倡导传统医学与现代医学结合,以中医经络学说结合解剖、生理、病理等现代医学知识作为指导实践的理论基础,逐步创立了㨰法推拿。㨰法推拿由㨰法、按法、揉法、拿法、捻法和搓法6种手法及治疗性运动所组成,强调手法刚柔相济,倡导治疗手法与治疗性运动结合是㨰法推拿的学术特色。辨病、辨证与辨经结合论治是㨰法推拿对临床实践的具体要求。主要治疗半身不遂、面瘫、肋间神经痛、周围神经损伤等神经系统疾病,颈椎病、腰椎间盘突出症、漏肩风、膝关节疾病等运动系统疾病。丁氏推拿历经三代人的发展逐步形成以中医经络腧穴学说为核心指导理论,以一指禅推法、㨰法为主要施治手法;以"持久、有力、均匀、柔和、深透"为手法操作要求;以"循经络,推穴位",点、线、面结合,"柔和为贵,刚柔相济",手法、被动运动与自主性锻炼相结合为临证治疗特色。严隽陶在跟师后,全面继承了丁氏推拿流派一指禅推拿和㨰法推拿的学术精华。

二、传承

由于学习成绩优异,在校学习期间,严隽陶与数位同学合作,参与了推拿学科第一部推拿学教材的编写。1961年毕业后,严隽陶留校任教,同时开始了在上海市中医推拿门诊部的推拿临床医疗工作。在临床实践中,严隽陶不拘泥于传统,根据推拿临床疾病谱的变化,将现代康复理论和技术与传统推拿相结合,同时也将推拿镇痛原理的现代研究成果应用于临床痛症的治疗,显著提高推拿疗效,得到患者和同行的一致认可。20世纪70年代中期,严隽陶负责了全国第二届推拿师资进修班的组织和教学,并在 1975 年组织编写出版了全国中医学院的推拿教材《推拿学》。在该教材中,他首次将 100 余种的推拿手法分成六大类。六分类法,现已成为全国推拿手法的基本分类法。严隽陶致力于推拿学专业人才培养,认定既然从事推拿这个专业,就要将一生的心血付之于此。20 世纪 80 年代中期,严隽陶担任上海中医学院推拿系副主任,兼岳阳医院副院长,将推拿学科分化五个亚学科,在全国推拿教学中首次开设了"推拿古代文献"和"推拿实验"两门课程,并建立了推拿实验室。1987 年推拿学本科专业教育部认证会在成都召开,严隽陶带领团队向来自全国各地的专家汇报并答辩。最终,上海中医学院推拿学本科专业成功通过教育部认证。在此基础上,经国家教委批准,我国设立了"推拿学专业"为独立的本科专业。同时,严隽陶又积极地组织将推拿学教学从本科发展为硕士研究生教学,招收了全国首批推拿硕士研究生。1991 年建立了全国第一家推拿专业的研究机构——上海市中医药研究院推拿研究所,严隽陶任所长,确定了推拿的研究方向,建立了两个有特色的研究室:生物力学实验室和推拿文献研究室。同时,严隽陶又在岳阳医院推拿科的平台上,建立了国家中医药管理局中医推拿医疗中心,并建设成为推拿重点专科。1997 年严隽陶被评为博士生导师,招收了全国第一位推拿博士研究生。1998 年教育部进行中医学专业整合,拟将针灸、推拿、伤科、正骨等专业整合成针灸骨伤专业。听闻此消息,严隽陶及其同仁向教育部相关负责人反映,陈述了"推拿与针灸同流共源"的学术观点,推动针灸推拿学专业的确立。2001 年,严隽陶建立了全国第一个推拿博士后流动站,开展了康复推拿对脑卒中的康复治疗。从 1986 年起到 2001 年,严隽陶作为参与者和组织者,完成了将推拿学专业从中等的专科教学层次,向博士研究生教学层次的历史发展。推拿系在严隽陶的带领下,建立起推拿学大专、本科、硕士、博士研究生及博士后完整的教学层次。严隽陶本人不仅是中国推拿学大专、本科专业的第一批教师,也是中国推拿学第一批硕士生和第一位博士生导师。同时,又为推拿学的科学研究开拓了两个发展方向:生物力学和神经生物学理论和方法的应用。上海中医药大学的康复医学院成立前期,严隽陶立足于我国康复医学发展的阶段和上海中医药大学学生的文化特点,为上海中医药大学康复医学专业设置的国际化和规范化奠定了坚实的基础,并作为参与者为上海中医药大学成功申办了中西医结合康复学硕博学位授予点。此外,严隽陶还为上海中医药大学护理学大专学历的建设及中西医结合临床医学专业的建立和发展做出了重要的贡献。

由于严隽陶在 20 世纪 70 年代后期开始参与国家大型中医辞书类推拿部分条目的撰写,为推拿手法的规范化、标准化研究奠定了基础。1979 年,严隽陶作为实际组织者,组织了全国首届推拿学术经验交流会。1989 年开始,严隽陶开始参加全国性推拿学术组织——中华中医药学会推拿专业委员会的学术组织活动。1989 年严隽陶担任全国推拿学会的秘书长,1998 年接任曹仁发,开始担任主任委员,直至 2010 年。2003 年,严隽陶又任上海市中医药学会推拿分会主任委员。在担任学会负责人期间,严隽陶积极组织全国性和上海地区的推拿学术活动,发展推拿学会委员,全国委员从 30 余人发展到 120 余人,形成了全国推拿学术交流的网络,扩大了上海推拿学科的优势的地位。

严隽陶从 1976 年起开始涉足医院管理工作,1991 年起在担任上海中医药大学推拿系系主任的同时又担任岳阳医院院长,实行院(医院)学(教学)合一的管理体制,将大部分时光都奉献给了岳阳医院,为岳阳医院的发展和中西医学科的建设做出了巨大贡献,也为推拿学科的教学临床一体化做出了有益的探索。最初岳阳医院位于上海市徐汇区岳阳路 45 号,周围有中山医院、华山医院、肿瘤医院、五官科医院,还有兄弟医院龙华医院。作为一家建立不久的中医医院,四周强院林立,发展资源受限。有一次一辆满载外国人的大巴车上有位患者突发急性心肌梗死,导游将其送到岳阳医院。当时情势紧迫,考虑到急救设备不及附近的中山医院,医院就当机立断派专人将患者护送到中山医院,节省了宝贵的救治时间。这也让严隽陶为医院的发展感到焦急。经过努力,1995 年岳阳医院搬迁至虹口区大柏树地区。由于独特的地理位置,岳阳医院不仅要承担该地区所有的中医诊疗任务,还需要承担西医医疗服务。当时医院西医人才缺乏,严隽陶主张在全国范围内广纳人才,在他和同仁的努力下,1998 年岳阳医院转型为中西医结合医院并经评审成为上海唯一一所三级甲等中西医结合医院。面对老一辈医务人员逐渐退出工作岗位的情况,为了解决医院综合医疗服务后备人才匮乏的问题,严隽陶努力推动中西医结合临床医学专业的发展,为医院发展储备人才。2002 年,经上海中医药大学党委同意,上海市针灸经络研究所在保留原有建制的基础上与岳阳医院合并,资源共享、优势互补、互惠互利、优势整合。合并后的联合科研团队在严隽陶院长带领下表现突出,以打擂台的形式获得评审专家们的一致好评,高分获得批准在岳阳医院建立"上海市针灸推拿医学临床中心"，为医院的学科建设奠定了坚实的基础。在严隽陶看来，管理是一门科学，走上管理岗位，一定要管理专业化，才能做到"外行领导内行"。前人栽树后人乘凉，如今岳阳医院已成长为全国中西医结合医院的领头羊，迈进了跨越式发展的新历程。2003年，严隽陶从院长岗位卸任后，致力于针灸推拿临床医学中心建设、推拿研究所日常工作和康复学科打造，在推拿学会、推拿重点专科建设、研究生教育等方面也投入很大的精力。

严隽陶在临床上擅长以推拿治疗颈肩腰腿痛等骨伤科疾病、中风后遗症、高血压病、痛经等内妇杂病。近年来，随着推拿临床疾病谱的变化，严隽陶将康复理论和技术与推拿结合，介入中风的早期治疗及全程康复；将推拿易筋经功法和少林内功功法与手法结合，用于老年骨骼肌减少症以及其他老年疾病的防治；将中医经筋理论应用于颈椎病的预防治疗；将推拿镇痛原理应用于临床痛症的治疗；拓展了推拿科临床治疗的领域。严氏通过国家中医药管理局相关课题和重点专科计划安排，规范了常用手法以及部分病种的临床操作流程。经过多年努力，严氏凭借推拿临床的有效工作，岳阳医院推拿科在1998年被国家中医药管理局命名为全国推拿医疗中心，2003年成为国家中医药管理局"十五"中医重点专科建设单位和上海市中医针灸推拿临床医学中心建设单位，2006年被评为上海市中医特色专科，2007年成为国家中医药管理局"十一五"中医重点专科建设单位以及推拿协作组牵头单位。

严隽陶非常热爱学生，重视教学。对于曾带教过的学生，他至今都清晰记得他们的名字和工作中的点滴。他相信，只要找到学生的"共振频率"，就能培养好学生。严隽陶重视培育推拿学专业高级人才，1987年成为推拿专业全国首批硕士研究生导师，1997年成为推拿专业全国第一位博士生导师，2001年起担任第一个推拿专业博士后流动站合作导师。担任普通高等教育"十五""十一五"国家级规划教材、新世纪全国高等中医药院校规划教材《推拿学》主编，在教材中首次明确提出推拿的防治手段是手法治疗和功法训练。在教育理念上，最早提议推拿与康复医学结合，为上海中医药大学建立中医传统康复的学科体系奠定了理论基础。

三、发展

2003年，严隽陶成为国家中医药管理局第三批全国老中医药专家学术经验继承工作指导老师。2004 年 9 月,上海中医药大学严隽陶老中医工作室成立。2004 年 12 月,上海市名老中医学术经验研究严隽陶康复推拿工作室成立。2009 年,"严隽陶中西医结合康复学术思想传承研究"项目被纳入上海中医药大学名师传承研究工程。2010 年,岳阳医院中医流派传承工作中,严隽陶又担任㨰法推拿学术流派的指导老师。2012 年,严隽陶成为国家中医药管理局全国名老中医药专家传承工作室指导老师。通过这一系列的现代教育和传承项目,严隽陶将中医推拿不断发扬光大,使得中医推拿教育不仅有传统的原汁原味的内容,也不断与先进的教育理念结合,与时俱进,培养出了一大批中医高层次人才。作为一名导师,严隽陶对教学工作的感言是"俏也不争春,只把春来报,待到山花烂漫时,她在丛中笑"。

严隽陶在国内较早开展推拿手法与治疗机制的生物力学研究,确定了推拿手法生物力学研究方向,建立了国家中医药管理局三级实验室——推拿生物力学实验室。1987 年,严隽陶开始带领硕士研究生开展镇痛和穴位特异性的研究,并申请到全国首项推拿学的国家自然科学基金课题。在该领域先后完成了国家自然科学基金项目"推拿手法深透性与生物组织作用机制研究""自动生成颅脑冲击响应的图像三维有限元分析""中医推拿摆动类手法动力学分析""中医推拿㨰法及振法血流动力学研究""手法干预对促进大鼠骨骼肌急性损伤后恢复的作用机制研究""推拿㨰法操作动力学参数优化及行气活血效应机制研究"和上海市科委课题"颈椎病患者颈部'经筋'特征表现与推拿治疗生物力学研究"等。承担了国家自然科学基金项目"手法对家兔骨骼肌急性损伤伴失神经恢复的干细胞作用研究"和国家中医药管理局行业专项"中医传统推拿手法的规范化研究"。通过以上课题的研究,研制成功了Ⅲ型推拿手法测试仪,阐明了手法在人体的传导规律,揭示了摆动类手法的动力学变化规律及对血流动力学的作用机制。对于科学地提高手法效率,并为今后手法标准化规范化、手法仿真学、手法工效学等研究打下了良好的基础。1992 年"推拿手法测定仪数据处理研究"获国家中医药管理局科学进步奖二等奖。1996 年"自动生成颅脑冲击响应的图象三维有限元分析"获上海市科技进步奖二等奖。2009 年"推拿治疗颈椎病经筋机制与临床应用"获上海市科技进步奖一等奖。

严隽陶以推拿功法和康复评估技术为研究方向,把推拿与现代康复医学理论结合,在老年性骨骼肌衰弱和中风康复两大病种的临床研究上取得开创性的成果。该领域已完成国家中医药管理局课题"静力推拿功法训练对 β-内啡肽基因表达的影响"、上海市卫生局科研项目"推拿防治老年性骨骼肌衰弱的临床研究""骨骼肌纤维'阴阳'特性研究及推拿干预机制""严隽陶推拿功法防治老年骨骼肌减少症经验推广研究"、上海市教委科研项目"骨骼肌增龄性变化特征及手法干预机制研究"、上海市第三批专项中医药适宜技术推广项目"推拿功法易筋经防治老年骨骼肌减少症技术推广研究"和上海市科委科研攻关项目"脑卒中二级预防研究——中西医结合提高脑卒中患者生活质量的研究"。承担了国家中医药管理局中医"治未病"科研专项"易筋经功法预防治老年骨骼肌增龄性衰退的应用推广研究"。通过以上课题的研究,揭示了中国传统功法增强体质的作用机制,并应用于临床防治老年性疾病,取得了较好的临床疗效,为临床开展卒中单元打下了理论基础。他借助康复理论,开通了中医推拿与西医相关学科对话的渠道,为中医推拿走向世界,实现国际化、现代化发展提供了契机。2007 年"中医推拿防治老年性骨骼肌减少症的研究及临床应用"获上海市科学技术奖三等奖。

第三节 学 术 影 响

一、对推拿学科的现代教育体系的影响

严隽陶作为一名杰出的教育管理专家,为推拿学科的现代教育体系的建立做出了巨大的贡献。

(1) 作为主要参与者之一,建立了中医传统推拿疗法现代教育制度和教学模式。1987 年,建立了推拿学专业硕士培养制度,1997 年建立了推拿学专业博士培养制度,2001 年建立了推拿学专业博士后培养制度,以推拿的传承为起点,推动了推拿的临床和基础的研究,使推拿学专业在中专的教育层次上推进到博士后的教育层次,完成了推拿教育层次的提高。并且摸索了推拿学的现代教学模式,在全国加以推广应用。

(2) 提出推拿学与现代康复医学结合的发展途径。其三个层次的工作室,都以"康复推拿"命名,倡导在临床中融合"康复评估"这一"功能诊断"的手段。严隽陶推动了中西医结合康复治疗学专业人才的培养,推动了上海中医药大学在 2009 年成立上海市第一家康复医学院,设立了康复治疗学大学本科专业。他

在此基础上，还根据国家标准，进行了专业分化，分化为物理治疗专业、作业治疗专业、言语听力康复专业，获得国际机构论证，国家教育部颁布确立；并参与建立中西医结合康复学硕、博士培养制度。他在岳阳医院参与建立了康复医学科，推动建立了国家中医药管理局全国康复医学专科。让推拿医学与康复医学的结合，有了走向学科发展未来的方向。

（3）开创了推拿基础和临床相结合的研究领域。1991年建立了全国唯一的推拿研究所，2002年建立了全国推拿学专业第一家国家中医药管理局生物力学三级实验室，使传统推拿疗法，从经验总结跨入到科学研究，从而催生了"973"项目及一大批自然科学基金的研究项目。主持了多项部、市级的研究项目。作为主要负责人之一，获得省部级的一、二等科技进步奖。

（4）在推拿学术体系中，严氏通过主编推拿学全国统编教材及专著，提出的推拿学手法与功法并重的学科内涵、推拿手法分类标准及规范化研究方法等的学术见解，成为全国推拿学术界的共识，为推拿学的学术发展，做出了有影响的贡献。

（5）倡导推拿学与针灸学的结合。严隽陶认为，推拿与针灸从古代开始，就是同源共流，都属于治疗性的全科医学，都可以应用到预防医学、临床医学和康复医学。2001年，严隽陶成功申请了上海市中医针灸推拿临床医学中心，获得1 000万的经费资助，将上海市针灸经络研究所、上海市中医药研究院推拿研究所、针灸科、推拿科、康复科紧密结合起来，围绕常见病和难治病，建立5个以多种治疗方法结合起来的亚学科。在这几十年中，推拿学一旦无法作为独立学科，面临与其他学科合并的关键时刻，严隽陶都力主推拿学与针灸学的结合。

二、对推拿学科的理论构架做出的贡献

作为一名推拿学科的理论大家，严隽陶对推拿学科的理论构架做出了杰出贡献。

（1）提出推拿理论体系的多元结构论，突出"经筋"理论的临床应用价值。推拿疗法历史久远，但推拿作为独立学科仅形成于20世纪中期。推拿学科理论体系，是一个多元结构，即既有中医学的理论核心，又有手法和功法为防治方法的独特的理论学说，并融入运动解剖的知识。在临床应用时，中医经络学说中经筋的"束骨利关节"的功能特点，与现代生物力学的"蠕变"学说相结合，是临床医疗和研究的指导思想。在这一学术思想指导下，严氏对颈椎病的诊疗研究成果，

被评为上海市政府 2009 年科技进步奖一等奖。

（2）将推拿手法和功法紧密结合，建立"康复推拿"亚学科。严氏在深入研究传统导引的基础上，借鉴现代康复医学主动训练的特点，引入康复评定的理念和方法，改革长期以来仅仅作为推拿从业人员自身锻炼的"易筋经"等功法，应用于肢体退行性变化的防治。其研究成果通过广泛的社区推广，对老年人骨骼肌增龄性萎缩和心肺功能衰弱有明显的改善作用。2007 年被上海市政府评为科技进步三等奖。这种融合手法、功法和康复为一体的中西医结合康复推拿，应用于脑卒中的治疗，疗效和卫生经济学指标均优于单种的治疗方法。其研究成果，被评为中国中西医结合学会 2010 年科技进步三等奖。

（3）提出"柔疏筋，刚致强"的手法治则，指导临床的镇痛治疗。严氏根据手法镇痛原理的动物实验和临床应用研究的结果，轻手法能促进 β-内啡肽的分泌，重手法通过运用应激反应的不同途径，合理应用轻重不同手法所产生的治疗效应，可以显著提高慢性疼痛和急性疼痛的治疗效果。经临床验证，有普遍意义。

严隽陶不断学习，博闻强识、高瞻远瞩、通古达今、中西并重，不仅仅是名好医生，更是一位名师和推拿发展的战略家。其成功之路正如严隽陶对学生们的寄语：人无德则不能立信，医无仁则不能疗疾，师无诚则不能授教，学无悟则不能成才。

第二章
学 术 思 想

第一节　推　拿　康　复

　　推拿康复或者说康复推拿是严隽陶学术思想中的核心部分，包含以下三个方面：第一，用康复医学的概念、方法改造传统推拿，保留推拿的中医内核，为推拿未来发展指引方向；第二，在推拿走向国际的路径中，推拿结合康复，继而融入现代主流医学，应该是一种最为快捷的道路；第三，把中医推拿治疗技术引入康复医学，形成康复医学中传统治疗体系（traditional therapy，TT），创立中国式康复。

　　中医传统康复疗法既有显著的临床疗效，又有广泛的群众基础，但在长期实践过程中尚未形成严谨的康复体系。20世纪80年代，我国全面引进现代康复医学体系之后，康复医学在国内得到了飞速的发展，但是康复医学的发展需要与中国的国情相结合，尤其是与我国传统康复相结合，即现代康复与中医康复的结合，应形成具有中国特色的康复医学，即中西医结合康复，或称之为"中国式康复模式"或"中国康复学"。目前，中国式康复模式的发展趋势逐渐形成兼容现代康复医学理论和中医基础理论、融合现代康复技术和中医传统康复疗法，以中医传统外治疗法结合现代康复物理治疗、作业治疗、言语治疗等治疗技术为表现形式的一门新兴学科，但在理论构架与工作模式方面尚未形成共识。为此，以严隽陶为首的团队，梳理了中国康复学的基本概念、基本观点，并从现代康复学基础理论、康复评定、治疗技术和临床康复几方面对中国康复学的理论构架及体系建设进行初步探索，以期为中国康复学的发展提供思路和方法。

一、中国康复学的基本概念

中国康复学是在中医学和康复医学理论的指导下,综合应用中医传统康复疗法和现代康复技术,使机体功能衰退或障碍者的潜在能力和残存功能得到充分发挥的科学体系。其目标在于减轻或消除因病残带来的身心障碍,以恢复功能,重返社会。其主要服务对象是由于损伤、各种急慢性疾病、老龄化带来的功能障碍者以及先天发育障碍的残疾者。

二、中国康复学的基本观点

中国康复学坚持整体康复、辨证康复、全面康复以及康复预防的基本观点,主张从整体出发,强调辨证论治与综合治疗,以期达到人体形神功能和社会活动能力的恢复。

1. 整体康复　中医学认为,人体是通过经络系统构成的统一整体,经络系统具有"内属于脏腑,外络于肢节"(《灵枢·海论》)的作用,通过精、气、血、津液等的功能,完成形神的统一活动;同时,自然界存在着人类赖以生存的必要条件,人的形体、精神与自然环境也是一个整体,自然界的变化可以影响人体,机体会产生相应的反应,即"天人相应"的整体观。

现代康复医学同样认为人体是一结构整体,常从生物力学角度分析人体功能。例如足部力学功能的异常可以导致胫骨旋转,从而引起膝关节、髋关节、骨盆甚至脊柱的功能变化;近年来肌筋膜理论的盛行更是将人体整体观推到新的高度。现代医学开始逐渐重视人体与环境之间的关系,例如作业治疗作为一座桥梁,将患者个人和家庭环境及社会联结起来,从患者个人的功能潜力和需要出发,通过训练和治疗,逐步适应家庭及社会环境,并且十分重视对社会环境的改造和完善。

2. 辨证康复　"辨证论治"是中医学认识和治疗疾病的基本原则。所谓"辨证",即通过四诊八纲、脏腑、病因、病机等中医基础理论对患者表现的症状、体征进行综合分析,辨别为何种病证。辨证的实质就是分析人体的功能状态,包括脏腑功能、气血功能、经络功能等;辨证的过程就是寻找引起功能障碍的原因,由于人体受自然、社会和体质不同等多重影响,表现出复杂的综合性病理反应状态,造成了同病异证、异病同证、一病多证的差异性。现代康复医学也认为,不同的个体在形质、功能和心理等方面都存在着各自的特殊性,即所谓的体质差异。同种功能障碍,可能引起的原因并不相同,需要综合分析,确定其主要原因。例如,关节僵硬可能是神经损伤、肌肉痉挛或关节退行性改变引起,临床上除了诊断和鉴别诊断以外,还需要进行相关系统的功能评估,这种动态的功能评估与中医辨证同出一辙。所谓"论治",即根据辨证的结果,确定相应的治疗方法。中医传统康复一方面在辨证的基础上,寻找引起功能障碍的原因,并针对这些原因采取相应的康复措施;另一方面,又充分考虑患者的个体差异性,因人因时因地制宜,采取不同的康复措施,充分体现中医的个体化思想。个体化治疗在现代医学中越来越受到重视,在坚持循证医学为治疗准则的几十年来,个体化治疗的呼声也与日俱增,同一疾病并非一种治疗方法可完全解决,不同个体在身体素质、功能状态、药物反应和心理承受等方面都不尽相同,这种个体差异性决定了个体化治疗的必然性,这一点上现代医学与中医学越走越近。

3. 全面康复 全面康复是现代康复医学的基本原则之一,即主张综合地协调运用医疗的、职业的、社会的、教育的方法改善功能,提高病伤残患者的生活质量,使其回归社会。中医学对于疾病治疗方法一直主张综合治疗,正如《素问·异法方宜论篇》中提出"圣人杂合以治,各得其所宜"的观点。"杂合以治"要求治疗的措施要以辨证论治为基础,针对不同的体质和病情,采取综合性的治疗手段。当前整个社会的发病状况日渐趋于慢性化、老年化,病情趋于多样化、复杂化,常常表现为多因素致病、多病理改变、多层次受累、多功能改变,因而大多需要疗养兼顾,这就越来越显示出中医学"杂合以治"的优势。

4. 康复预防 中医学认为防重于治,早在《素问·四气调神大论篇》就提出"圣人不治已病治未病"的学术观点,体现了古人未病先防、既病防变的临床思维。现代康复医学提出了三级预防的概念:第一级预防是有效预防疾病和致残性伤害的发生,需要通过免疫接种、咨询及指导、预防性保健、选择健康生活方式、重视合理行为及精神卫生、安全防护等措施得以实现;第二级预防是防止疾病和伤害导致残疾,需要通过早期筛查、定期筛查、控制危险因素、改变不良生活方式,并借早期医疗干预、早期康复治疗等措施得以实现;第三级预防是防止残疾发生后出现更严重的残障,需要通过康复训练、辅助器具适配、康复咨询、支持性医疗及适当的护理等措施得以实现。第二、第三级预防在中医"治未病"思想中亦有所体现,包括未病先防、既病早治、已病防传、瘥后防复发等。因此,无论中医传统康复和现代康复医学,康复预防都是康复的重要原则。

三、中国康复学的理论架构

1. **基础理论**　中国康复学同时具备两种康复基础理论。现代康复医学理论源于生理学、解剖学、神经发育学、运动医学、生物力学等学科,其理论侧重于解剖、实验,注重对人体器官和结构的研究,关于生理、病理的阐述主要在微观层面;中医传统康复疗法源于阴阳、五行、藏象、经络、五运六气等学说,注重机体整体功能的研究,关于生理、病理的阐述主要在宏观层面。中西医理论虽然各有不同特点,但人体的生理病理活动有其固有规律,不会因为认识的不同而发生改变。因此,注定了两者具有相通之处,中、西医的某些理论具有极其相似的特点。

(1) 阴阳学说和机体平衡理论:阴阳代表对立事物的矛盾性,表现为阴阳之间的相互对立而又相互统一,相互制约而又依存,相互排斥而又相互交感的复杂关系。现代医学认为,从系统到器官、组织、细胞及基因,同样存在着这种对立制约的动态平衡关系。例如,自主神经系统在调节人体整体功能具有重要的意义,副交感神经可以减缓心跳、降低血压、舒张血管,起抑制作用,性趋于阴;交感神经能加快心跳、升高血压、收缩血管,起促进作用,性趋于阳,两者对立制约、互为消长;然而,两者在消化系统的调节上,交感神经主要起抑制作用,副交感神经则起兴奋作用,两者表现出阴阳转化、互藏的特性;此外,两者皆可促进唾液分泌,表现出相互统一、互为所用的特性。从支配效应器官而言,两者相互拮抗、对立制约;从整体功能而言,两者又相互协同统一共同使机体达到"阴平阳秘"的状态,符合阴阳之间对立又统一,制约又依存、排斥又交感的复杂关系。

(2) 脊髓神经节段与背部腧穴:解剖生理学研究证明,中医学的华佗夹脊穴与脊髓神经节段存在着某种联系,上胸部夹脊穴对应脊髓的胸1～胸5节段,下胸部及腰骶部夹脊穴位于脊髓的胸6～胸12、腰1～腰3及骶1节段。脊髓神经节段分布均匀、距离均等,而躯干部位各经穴的排列与其十分相似,也呈现出均匀和等距的特征,并随着神经的向外延伸而相应排列,有"趋神经"的现象。

(3) 经筋理论与肌筋膜理论:经筋位于十二经脉相应区域的皮部深层,呈向心性分布,即各起自四肢末端,结聚于关节及骨骼等部位,多终于头面部。经筋的主要作用是维持关节运动、固护体表、抵御外邪、维络器官、固定内脏等。现代解剖学的筋膜组织是具有弹性、柔韧性的结缔组织,是机体重要的防御组织,遍布全身,分为浅、中、深三层。从经筋和肌筋膜的字义、解剖基础以及作用方面看,两者有着极其相似的地方,且美国托马斯所著《解剖列车》中 12 条肌筋膜经线与中医经筋的走行就非常相似。

此外,在运气学说与气象医学、藏象学说与系统解剖学、情志与心理学等方面,中、西医理论也有很多相似之处,中国康复学体系中两种理论需要同时具备,相信未来随着科技的进步,可以更好地证实两者的同一性,或者相互之间互为有益的补充。

2. 康复评定　现代康复学的康复评定是指在临床检查的基础上,对患者的功能状况及水平进行客观、定性和(或)定量的描述,并对结果做出合理解释的过程,又称"功能评定"。康复评定不同于临床医学中的诊断,不是寻找疾病的致病因素和做出诊断,而是客观准确地评定功能障碍的原因、性质、部位、范围、严重程度、发展趋势、预后和转归。康复评定至少应在治疗的前、中、后各进行一次,根据评定结果,制定和修改治疗计划,并对康复治疗效果和预后做出客观的评价,即康复治疗始于评定,止于评定。康复评定主要包括运动功能评定、感觉功能评定、精神心理功能评定、语言与吞咽功能评定、社会功能评定及电诊断等。但我们不难发现,现代康复学的康复评定非常类似于中医学的辨证过程,通过对望、闻、问、切四诊所收集的症状、体征以及其他临床资料进行分析、综合,辨清疾病的原因、性质、部位,以及邪正之间的关系,进而分析、辨认疾病的证候。中医的辨证实质就是分析脏腑功能、气血功能、经络功能等人体的功能状态,辨证的过程就是寻找引起功能障碍的原因。由于现代康复和传统康复两者都是评价人体的功能状态,故表现出许多共同的特点。

(1)望神与认知功能评定:中医学认为,神是生命活动的总称,望神的重点在于观察患者的精神、意识、面目表情、反应能力等情况,尤其重视眼神的变化。望神可以判断五脏精气的盛衰、病情轻重和预后。狭义的"神"类似于现代心理学中的"认知",包括知觉、注意、记忆、学习、言语、思维和问题解决等过程。认知能力障碍的患者会出现类似"神乱""谵语"等现象。无论中医的望神还是西医的认知功能评定,其目的都是为了判断认知障碍的类型和程度,为后期的临床诊疗活动提供依据。

(2)望形与姿势步态评定:中医望形是观察患者的形体、姿势与步态,通过分析判别患者的体质强弱、正气盛衰以及可能的致病因素。这与现代康复姿势步态评定的出发点一样,都是从形态学的角度上进行人体功能的评定,尽管得出的结论不一,但其本质是相近的。现代康复对姿势和步态有更加深入的定量化评价,常可提供重要的疾病线索,不同的疾病可有不同的特殊步态,对诊断有重要的参考价值。

(3) 闻声音与言语功能评定:闻声音是中医闻诊的重要内容,是运用听觉对患者发出声音的诊察来分析疾病,包括诊察患者的声音、呼吸、语言、咳嗽、呕吐、呃逆、嗳气、太息、呵欠、肠鸣等,以辨别邪正盛衰和脏腑功能,偏向人体整体状态的评价。现代康复的言语功能评定常包括呼吸、发声、共鸣、构音和语音功能的评估,与中医闻声音有部分相同之处,但侧重于言语功能的评价。

此外,中医传统康复不同于现代康复之处,有两项独特的评定方法,即舌诊和脉诊。舌诊属于望诊,脉诊属切诊;通过望舌质和舌苔,按切患者动脉来辨别脏腑、气血的盛衰及邪气性质,知晓邪气进退深浅。舌诊及脉诊是中医辨证的重要依据,是古人在长期医疗实践中积累的经验。

现代康复优势在于外在形体及运动功能的评定,虽然开始逐渐重视心肺功能的评定,但总体上对人体脏腑功能评定不足;传统康复优势在于脏腑功能评定,但外在形体及运动功能的评定又显薄弱。因此,中国康复学应主张综合使用两种评定体系,脏腑功能评定偏于传统康复,外在形体及运动功能评定偏于现代康复。传统康复评定多为医者的感触和体验,现代康复评定多是实体的数值和图像;传统康复评定注重的是人身整体的阴阳平衡,现代康复评定注重的是局部的病理变化。例如,中风后遗症主要的评定方法有 Brunnstrom 法、改良 Ashworth 等评定,针对患者肌力、肌张力、关节活动等方面进行评价,但这些评定方法无法指导传统中医康复的治疗。如果能够结合传统康复的评定方法,针对不同证候采用相应的针灸、推拿、中药外治等治疗手段,再配合物理治疗、作业治疗等现代康复技术,则能更好地恢复机体功能、提高治疗效果。未来的中国康复学中的康复评定需要更加规范化、具体化,探索出适合我国国情的康复评定体系,这是中国康复学走向成熟的关键环节。

3. 康复治疗技术　传统观念一般将康复技术分为传统和现代康复治疗技术两大类。现代康复治疗技术是在康复医学理论指导下产生的各种治疗技术,主要包括运动疗法、作业疗法、物理因子疗法、心理疗法、语言疗法、康复工程等;传统康复治疗技术以中医理论为指导,主要包括针灸、推拿、传统功法训练等。虽然中西医二类技术在指导理论方面不完全相同甚至大相径庭,但在技术层面的结合却是更加容易。

（1）传统功法与运动疗法：运动疗法是现代康复治疗中最重要的治疗手段，中国传统功法具有悠久的历史，但临床运用略显不足。传统功法不同于单纯的运动训练，具备练养兼备的特点，调身调息调心的训练法则不仅对心血管、呼吸及运动器官均有良好的调节作用，对焦虑抑郁等情志疾病也有很好的疗效。随着科学研究的深入，太极拳、易筋经、八段锦等传统功法逐渐走向世界舞台，成为治疗疾病的又一重要手段。

（2）手法治疗：人类的双手是其所能拥有的最方便、最现成的治病工具，手法力学刺激是最先有的治病形式。现代康复中常用的关节松动术、软组织牵伸技术，以及美国整骨技术、美式整脊疗法等均以手法治疗为显著特征，但与中国传统推拿疗法相比较，许多操作方法完全一致，只是命名不同，或解释的原理不一样。西方手法以解剖、生物力学见长，中国的推拿疗法以手法操作形式多样和经络穴位结合为特色，两者结合将是手法治疗的发展趋势。

（3）器械疗法：从原始社会开始，人类就利用砭石等工具治疗疾病。随着中医的不断发展完善，相继出现了针灸、拔罐、牵引等独具特色且疗效显著的器械治疗手段。电针仪将低频电针脉冲技术与针灸经络学相结合，取得了良好的临床疗效；拔罐古称"角法"，随着科技的进步，拔罐疗法得到了不断的改进和完善，竹罐、玻璃罐、抽气罐、硅胶罐，以及现代康复中的干涉波疗法、淋巴引流等都可以看到拔罐疗法的影子，成为临床治疗中常用方法；三维牵引床在传统牵引治疗的基础上，进一步融合了中医推拿的思路和方法，成为具有中医特色的康复治疗设备。现代科学技术与传统治疗手段相结合，创造新的康复器械，是现代康复与传统康复相融合的发展趋势，也是康复工程进步的结果。

目前，国内康复患者同时接受现代康复治疗和传统康复治疗已极为普遍，但现代康复治疗由康复医师或康复治疗师完成，而传统康复治疗由中医医师执行，还停留在传统康复治疗和现代康复治疗简单的方法叠加层次上，由于两支队伍有着不同的理论指导，常常产生治疗矛盾而相互指责，在一定程度上阻碍了两种治疗方法的结合。

4. 临床康复　临床康复是指综合采用各种康复治疗手段，对临床各专科各类伤、残、病患者的功能障碍进行有针对性的康复评定、康复治疗及相关问题研究，包括神经康复、骨骼肌肉康复、心肺康复、疼痛康复、儿童康复等。

中国康复学同样应坚持综合康复的基本原则,对于疾病治疗方法主张综合治疗。针对目前疾病谱日趋慢性化、老年化,以及临床表现为多因素致病、多病理改变、多靶点受累、多功能改变的特点,需要"杂合以治",即采用各种各样的康复治疗手段进行综合治疗。当然,"杂合以治"不是仅仅把中医康复的治疗方法与现代康复治疗方法的简单叠加,而是需要根据辨证结果,将两类方法进行优化组合,选择最经济、最高效的治疗组合手段进行治疗。例如,中风病软瘫期的阳明经穴针刺结合肢体被动运动、痉挛期阴经穴位针刺结合功能训练的分期治疗方案,不仅取得了较好的临床疗效,而且可以同时应用中医、西医两种理论进行解释又不产生矛盾。这种经济高效的治疗组合手段的选择和研究将是中西医康复从结合向融合发展的必由之路。

四、中国康复学的工作模式

现代康复医学采用"多专业联合作战"的方式,组成康复团队进行康复治疗,其中领队是康复医师,成员包括物理治疗师、作业治疗师、言语治疗师、中医治疗师、心理治疗师、假肢与矫形器师、文体治疗师、康复护士、社会工作者、职业顾问等。在领队带领下,康复团队各种专业人员对患者进行检查评定,讨论形成完整的诊疗计划,由各专业人员各司其职,保证诊疗计划的顺利进行;治疗中期,再召开小组会议,对计划的执行结果进行评价,并对诊疗计划进行修改、补充;阶段治疗结束后,康复团队成员对案例进行分析归纳,为下阶段的治疗或出院后康复提出意见,并为今后工作生活等提供有益的建议。

中国式康复模式对中医医师有较高的学术要求,中医医师需要同时兼任康复医师及中医治疗师的双重角色,除了具备中医学基础理论、掌握传统康复技术之外,更要熟悉现代康复医学理论和技术。目前在学历教育过程中大部分中医医师还无法满足上述要求,因此需要继续教育及终身学习。同时,中医医师是康复团队中的一分子,康复团队中所有成员不仅要致力于特定的专业目标,而且要对康复治疗的所有结果承担共同的责任,共同参与康复目标的确定,提供与目标相关的观察结果(不仅局限于自身的专业),与所有成员共享工作经验、互相学习、取长补短。因此,中医医师需要在康复治疗中摒弃"个体全能"的固有观念,以开放的心胸融入康复团队,才能取得进步。

21世纪的医学是生命的科学,无论西医还是中医都属于生命科学的范畴,相互吸收、结合是现实也是趋势。目前以及将来很长一段时间,现代康复医学和传统康复并存、融合的现象将会一直延续下去。随着康复医学的深入发展,中国康复学将会成为现代国际康复的重要组成部分,同时也必定会推动中医学现代化进程。

第二节　推　拿　镇　痛

推拿疗法很早就被用来镇痛。严隽陶通过长期的推拿临床实践,发现很多慢性痛症的患者大多在痛处喜欢接受推拿治疗,与古人提出的"慢性痛喜按"的观点一脉相承。严隽陶分析了这些情况后指出中医痛症发生的原因多是"气血不通"和"气血不荣"。"不通则痛"多为"实痛","不荣则痛"多为"虚痛"。推拿镇痛就是针对"不通"或"不荣"或其他临床症状,辨证论治,辨证用穴,通过按、揉、推、拿、点、摩等推拿手法局部取穴和远道取穴,以指代针,以痛制痛,或"通"或"荣"而达到痛止之效;同时,推拿手法可以产热,而热效应对慢性痛症也具有止痛之效。为了探讨推拿镇痛的机制,严隽陶指导研究生开展了推拿镇痛的动物实验研究。研究发现对疼痛大鼠的疼痛部位用轻手法按压后,可对大鼠脑内 β-内啡肽等内源性镇痛物质产生影响,起到镇痛和愉悦的效应,即推拿不仅能镇痛,而且可以使患者愉悦,这可能是"慢性痛喜按"的神经生物学机制。而重手法则是通过应激反应的途径发挥镇痛作用。因此,合理应用轻重不同手法所产生的治疗效应,可以显著提高慢性疼痛和急性疼痛的治疗效果,经临床验证,有普遍意义。严隽陶在临床上开展了"以痛为腧"治疗慢性痛症的临床治疗。通过研究,严隽陶在治疗肩关节周围炎时,早期以舒筋活血、通络止痛为主,后期以松解粘连、滑利关节为主。推拿手法用法、一指禅推法、按法、点法、拿法、扳法、拔伸、摇抖、搓法等。在分期治疗时,严隽陶提出早期手法柔缓轻和,不宜配合被动运动,以达解痉止痛目的。到粘连期则强调手法适当力量增强,并配合肩关节的被动运动以松解粘连,同时强调整个治疗过程需要结合患者主动的肩关节运动。

第三节　推　拿　治　筋

严隽陶作为丁氏推拿第四代代表性传人,继承了丁氏推拿以经络学说为核心指导理论的学术思想,尤其重视经筋理论在临床的指导意义。《素问·痿论》

曰："宗筋主束骨而利机关也。"简明扼要地概括了经筋的生理功能。严隽陶认为，经筋其实是其结构与功能的复合体，不能单纯地把它理解成某一种生理物质或单一的解剖单位。对于运动系统而言，经筋束骨而利机关的生理特性其实就是软组织系统的张力与肌力。经筋各起于四肢末端，结聚于骨节。十二皮部则是按手足三阳三阴的经脉、经别、络脉、经筋在体表的皮肤分区来划分的。因此，推拿更注重经筋皮部的作用，它不但能增强经筋约束骨骼、活利关节屈伸运动的功能，而且更能治疗属于经筋的各种病症，如筋脉牵引、拘挛弛缓、转筋、强直和抽搐等四肢、头身浅部的筋肉疾患。手法治疗可以舒筋通络，解痉镇痛，易筋以强，从而改善经筋的病理状态。同时，严隽陶在继承王纪松推拿"辨证取穴""辨证运用手法"学术观点以及丁季峰辨病、辨证与辨经结合论治学术思想的基础上，进一步明确运动系统疾病与神经系统疾病辨病、辨证与辨筋结合手法论治的观点。如在治疗脑卒中时，在传统推拿治疗脑卒中后遗症基础上，创新性地将推拿功法之基本方法和康复医学的基本理论结合，主张推拿治疗的早期介入，并形成弛缓期、痉挛期、相对恢复期的分期治疗方案。该方案将肢体功能的自主训练、推拿手法与康复手法有机结合。脑卒中早期为弛缓性瘫痪、后期多为痉挛性瘫痪，相对恢复期患者出现分离运动。手法早期介入以向心性按摩、点线刺激为主，后期操作以面为主，以柔为贵。辨证有阴虚风动、肝阳上亢、痰火上扰、气虚血瘀等不同。严氏以十二正经腧穴辨证取穴，遵王纪松主辅相伍取穴法、局部取穴法、循经取穴法、表里经相配取穴法、要穴首取之"取穴五法"，辨筋当首辨阴阳经筋，早期阴阳经筋弛纵不收，后期多为手足三阴经筋挛缩失展，手法遵王纪松、丁季峰两位先生之"刚柔相济，以柔制刚，循经络，推穴道"。更重要的是继承丁季峰治疗偏瘫患者㨰法推拿之特色，手法治疗的同时配合主、被动运动，并融入现代康复的功能评估，从而采取相应的物理治疗、作业疗法、言语训练等康复方案。而在手法治疗方面，在全面继承丁氏推拿手法"以柔为贵"的基础上，继承王纪松"柔则为补，刚则为泻，以柔制刚"和丁季峰"刚柔相济"的手法施治思想，提出"柔疏筋，刚致强"的手法治则。

第四节　推　拿　功　法

严隽陶针对推拿学科发展的现状和不足，特别强调了推拿功法的重要性，在推拿功法的发展中发挥了重要作用。

严隽陶基于中医经典的记载、推拿历史的原貌、推拿流派的特色,针对推拿学科对推拿练功重视程度不够的现状,重新梳理了推拿练功的重要性和作用。

从上海推拿学校到之后并入上海中医学院(今上海中医药大学),一指禅推拿流派、内功推拿流派、滚法推拿流派都强调推拿练功的运用。严隽陶在长期的实践和思考后认为,推拿练功这一名称不能反映推拿学科的原貌。如《素问·异法方宜论篇》:"中央者地平以湿,所以生万物也众,民食杂而不劳,病痿厥寒热,治以导引按跷。"导引就是练功,按跷就是推拿按摩等手法。而导引指的不仅仅是医生练功,还要指导患者功法训练。另如内功推拿流派强调推拿医生先指导患者功法训练,再做手法。

1989 年,在一次全国推拿学科会议上,严隽陶即提出把推拿练功改称为推拿功法。他强调不只推拿医师练功,还要指导患者练功,以延伸和巩固推拿手法的治疗效果,与会专家接受了严隽陶提出的观点,推拿功法的名称由此产生。严隽陶的理论贡献推动了推拿功法的发展,全国大多中医院校均开设了推拿功法课程,推拿教材关于推拿以及推拿功法的概念也做了相应的修改和完善,推拿的科研也涉及了很多推拿功法对临床疾病的干预,推拿学科的发展更加的丰富多彩。

2008 年,在世界卫生组织第一次传统医学大会上,严隽陶作了"中医推拿的理论与技术"的主旨发言,再次强调中医推拿治疗手段有推拿手法还有推拿功法,这是推拿的原貌,而推拿功法是区别于西方手法医学的根本特点,因为西方手法医学是不练功的。严隽陶的发言在西方手法医学领域产生了重要的影响,也引起西方手法医学学者对中医推拿的兴趣和研究。

在传承丁季峰滚法推拿流派手法治疗配合治疗性锻炼学术思想的同时,严隽陶明确将推拿的干预措施概括为手法和功法两方面。丁季峰指出,滚法推拿在临证工作中除了强调以手法操作技能发挥良好的刚柔相济刺激的重要性外,还着重于治疗性运动的配合,它可以协助手法的操作,起到松弛皮肉筋脉的挛急紧张、分离粘连、纠正骨节开错、增强肌力、滑利关节、疏通经络、活血化瘀、理顺筋脉等的作用。治疗运动分被动运动、自主性运动和抗阻力运动 3 种。严隽陶强调了主动运动在疾病康复中的意义,开展了易筋经、六字诀、五禽戏的临床应用与基础研究。如在治疗老年骨骼肌减少症时,严隽陶在臀部及下肢后侧实施搽法的同时,配合患者髋关节的内收、外展、后伸运动,不仅可以使患者的髋关节得到充分的被动运动,而且可以充分牵张关节周围的肌肉,对关节的活动障碍有显著的疗效。此外辅以动力训练与静力训练。现代运动训练以动力性训练为特征,对提高骨骼肌中慢肌纤维的体积和比例有很好的作用。但研究表明老年骨骼肌减少症患者以骨骼肌中快肌纤维萎缩为主。因此训练应该以静力训练为主,而传统功法"易筋经"正是以"静力性"下肢裆势锻炼为主的一种功法,非常适宜于此类患者。但由于患者年龄普遍较大,心肺功能较差,难以承受高强度的静力性负荷,因此需要动力训练与静力训练相互结合。鉴于此,严隽陶对传统功法"易筋经"进行改良,应用于老年骨骼肌减少症取得一定的疗效,提高了老年人的生活质量。

新版《推拿学》教材中,"推拿功法"的定义是:"推拿功法是推拿学的一个重要组成部分,它不仅是推拿医生增强上肢部、下肢部、腰腿部等身体各部力量、提高手法技巧动作的主要方法之一,也是患者达到扶助正气、强壮身体的方法之一。"这一定义强调了推拿功法的重要性,更新了以往推拿教科书中的概念,推拿功法达到如此高的地位,与严隽陶的贡献密不可分。

一、推拿功法课程的设置与发展

推拿功法由于地域和流派的不同,推拿功法的形式也丰富多样。在严隽陶主编的《中国推拿大成》中,由于是南北两地的推拿医家参与编写,这本书体现出多处个性风格与地域特点。在推拿练功一章中,并未提及"易筋经"和"少林内功",却列出了十六种功法,其中有九种动功:易筋洗髓功、少林内劲一指禅、壮腰八段锦、五禽戏、养气功、八段锦、行功、陈希夷二十四气导引坐功图势和逍遥步行功;还有七种静功:内丹术、内养功、虚明功、站桩功、三线放松功、六妙法门和止观坐禅法。如此多的功法,对推拿学生和临床医师来说,显得繁杂纷乱。不要说各种功法的学习困难,一般人很难掌握所有的功法,即使要选择1~2种功法练习,在选择的过程中也要面临难以抉择的痛苦。在各种功法的介绍中,并未提及其适合哪种手法流派,或适合哪类手法,或适合哪些患者,这些功法的罗列只能是单纯的、宽泛的功法介绍,而不是现代意义上的推拿功法。

而在丁季峰主编的《推拿大成》中,功法是依附于相应的手法流派之后的。一指禅推拿学术流派要求练"易筋经",搽法推拿学术流派并未要求练功,少林内功流派则要求练"少林内功",北方的点穴疗法则要练蹲起功、运气拍打功、对拉功、仰卧功、撞背功、蜈蚣跳、鹰爪功、推山功、扎腰功等。从这里看出,推拿手法的不同流派配合有针对性的功法训练,方便了推拿学习者的选择,但也存在一个问题,学习某一流派的手法就必须学习这一流派的功法,对学习者未免太难了些。我们需要找到一种普遍适用的功法,使推拿学习者提高素质,便于手法的学习与掌握。

由于历史原因,上海中医药大学针推学院在推拿教育上有着更多的话语权。随着一指禅推拿学术流派、滚法推拿学术流派和内功推拿学术流派三大学术流派作为推拿专业的主流学派,"易筋经"和"少林内功"两种推拿功法也逐渐成为推拿医学生的必修课。早期,这种功法训练课程称为"练功"课。20世纪80年代中期推拿系成立后,在系主任严隽陶的领导下,推拿练功课程进行了改革,成立了推拿功法教研室。教研室主任周信文和科室成员徐俊、程杰峰等以及推拿系部的其他同仁着手对推拿功法的课程设置、推拿功法的理论基础、功法种类的选择、教材编写和推拿功法测试等均做了深入研究。比如在功法种类的选择上,"易筋经"和"少林内功"两种功法固有其锻炼内力、增强体质的优点,但也存在柔韧性、灵巧性、协调性等方面的不足,更与中国传统养生所谓调身调息调心的要求相差甚远。因此,推拿功法学课程设置中逐步增加了静功、少林内功中双人对练部分、太极拳和太极推手等内容。在逐步完善"推拿功法学"课程设置的同时,推拿功法的基础研究也在深入展开。

二、推拿功法的基础研究

推拿功法的基础研究发端于对马步功、弓步功等静功锻炼的研究。最初的目的是为了证明功法的有效性,判断功法课程设置的合理性。早期的研究主要通过对健康人(推拿专业的学生)的观察进行的,分别观察了静力功法训练对心功能与心血管功能、心率、无氧阈值、有氧耐力和最大摄氧量等指标的影响,证实静力推拿功法训练不仅能提高局部肌肉的专门适应性,而且能改善心功能与心血管功能、提高有氧耐力、增强心肺功能、提高人体最大摄氧量等。

在对健康人的观察的基础上,动物试验也在同步开展,以期能观察到更深层次的变化。在严隽陶的指导下,课题组创造性地设计出了一种静力推拿功法训练动物模型——倒置悬吊法,并在以后的试验过程中不断地改进、优化。在动物模型的支持下,进行了更深入的研究,采用电镜技术观察了持续递增静力训练对大鼠骨骼肌组织结构的影响,实验表明:不同训练量的持续递增静力训练,对大鼠骨骼肌组织结构产生不同影响。适量静力训练增加骨骼肌线粒体体积、数目,从而增强参与肌细胞内物质氧化和形成 ATP 的能力。过量静力训练对骨骼肌产生负面作用。

对功法的研究也拓展到心身结合的领域。1998 年,严隽陶申请了一项国家中医药管理局课题"静力推拿功法训练对 β-内啡肽基因表达的影响",在徐俊、张宏的努力下,这一工作证实,静力训练和动力训练均可以提高下丘脑 POMC 基因转录水平,但静力训练提高了安静和运动后中枢 β-内啡肽含量及下丘脑 POMC 基因转录水平。提示启动内源性 β-内啡肽的基因表达可能是静力训练效应的内在机制之一。为进一步研究静力训练功法对情绪调控的影响提供了思路,也为推拿功法"调身""调息""调心"综合作用的研究打下了基础。

三、推拿功法的临床应用研究

推拿功法不仅仅是推拿医学生锻炼身心的工具,更为患者提供了科学的体疗方法。在对功法基础研究的基础上,严隽陶的目光投向了更广阔的临床。老年性骨骼肌减少症(又称为"老年性骨骼肌衰弱")是一种还未受到广泛关注的疾病,甚至许多人还未把它当作一种疾病。严隽陶对老年性骨骼肌减少症的关注开创了推拿临床研究的一个新领域。2000 年,上海市卫生局课题"推拿防治老年性骨骼肌衰弱的临床研究"立项。在严隽陶的指导下,张宏协同徐俊通过对健康志愿者和老年大鼠的试验研究,证实推拿功法训练结合推拿手法能改善老年人的整体功能、增强股四头肌功能;促进老年大鼠骨骼肌细胞生长发育、调整骨骼肌蛋白质代谢。为今后开展推拿功法治疗老年性骨骼肌减少症打下了理论基础,也为社区老年保健预防提供了新思路、新方法。

一系列推拿功法的研究如火如荼地进行中,在与我们这些学生交谈的过程中,我们发现严隽陶的思路走到了时代的前面。如何运用推拿功法开辟出更多的新天地,是严隽陶作为一代推拿的领导者正在着力思考的新问题之一。

第五节　杂 合 以 治

中医学,是通过长期的医疗实践,并在中国古代文化——天时、地理、物候以及阴阳、五行等自然科学和哲学的理论基础上逐渐形成和发展的一门医学。它的理论基础,主要奠基于2 000多年前的《黄帝内经》(以下简称《内经》),以及东汉张仲景《伤寒杂病论》和《神农本草经》等古代医著。中医学的理论体系,包括阴阳学说、五行学说、运气学说,以及藏象、经络、病因病机、治则治法等。并在上述理论指导下,进行辨证论治。它的治疗方法,有内治法、外治法,包括有中药方剂、针灸、推拿(按摩)、气功,以及十分宝贵的、大量的、行之有效的单方、验方,和散在民间的各种简易疗法。这些内容,形成了中医学的诊疗特点。

中医外治法,是中医学的重要组成部分,与中医内治法形成了中医治疗方法的一个综合体系。《素问·异法方宜论篇》中说:"故圣人杂合以治,各得其所宜。故治所以异而病皆愈者,得病之情,知治之大体也。"

中医外治法,是利用手法或配合一定的器械、药物等施之于患者机体的外表或局部,以达到治疗目的的一种方法。早在《礼记》就有"头有疮则沐,身有疮则浴"的外治法的记载。《灵枢·经筋》有"有热则筋弛纵缓不胜收,故僻。治之以马膏,膏其急者,以白酒和桂,以涂其缓者"的记载。其他如《金匮要略》的雄黄熏法、百合洗方。《外科正宗》记载鼻息肉切除等手术疗法。《正体类要》记述了正骨手法19条。《银海精微》治法包括了内服与洗、点、针、镰等外治法以及金针拨翳障等法。清代吴尚先的《理瀹骈文》,则是一本总结当时外治法经验的专著,不仅总结出内容极为丰富的外治方法和外用方药,而且在理论上有所阐发。吴尚先提出:"外治必如内治者,必求其本,本者何?明阴阳,识脏腑也。"又说:"外治之理,即内治之理;外治之药,亦即内治之药,所异者,法耳!医理药性无二,而法则神奇变幻。"

一、外治法的种类

外治法,根据其性质可分为三类,即手法外治法、器械外治法、药物外治法。

1. **手法外治法**　主要是应用手法和功法,作用于患者的体表和形体,以达到治疗疾病的目的。推拿科和正骨科,主要是应用手法和功法治疗疾病的。手法,根据有关文献和医著,有数十余种,分为基本手法、复合手法和复式操作法。《千金方》中所载"老子按摩法"和"婆罗门按摩法",其实是功法锻炼。功法,一种是程式化的锻炼方法,如"易筋经""少林内功""八段锦"等;另一种则是针对不同的功能障碍而采用的锻炼方法。

2. **器械外治法** 主要是借助于一定的器械,作用于患者的体表,或由表入内,以达到治疗疾病的目的。针刺、拔火罐、刮痧、割治等,就是这种外治法。手法和器械的外治应用,有时常常互相结合或互为补充。如"以针代指""以指代针"的说法,针具中的圆针和锃针的应用等。

3. **药物外治法** 是利用药物接触病体,以通透到病所,并借冷热适度的刺激、摩擦、熏熨的帮助,以加强发挥药物作用,达到治疗的目的。如伤科、外科的外敷和膏药,推拿的膏摩等。吴尚先所著《理瀹骈文》收录的药物外治法计八九十种,有贴、涂、敷、复、摊、熨、灸、照、烧、爆、熏、蒸、煮、糁、掺、扑、抹、搽、拭、揩、扫、拓、摩、擦、搓揉、按、吹、嚏、嗅、畜、闻、吸、洗、沐、浴、浸、渍、浇、喷、嚊、滴、点、灌、漱口、纳、填、塞、导、枕、铺、煅坑、坐、罨、掩、托、握、箍、套、佩、戴、挂、着、缚、裹、包、扎线、兜肚、针、刺、挑、掐、吊、抽、踏、蹬、刮、拘、割缝、拔罐、哑吸、吮、吐、粘等。并有几百个外用方药。

二、外治法的应用原则

外治法是中医学治疗方法的组成部分,且中医学理论体系的形成、发展是建立在包括外治法的医疗实践基础上的,所以外治法的实际应用,首先是遵循中医学的理论指导,是根据辨证来使用具体方法的。操作手法及器械,必须熟悉经络学说的应用。用药物接触体表,同时应该明了药物配伍和药性。其次,必须熟悉、掌握各种外治法的具体操作方法。如针刺法,就应该掌握进针、行针、留针和出针各个环节的操作方法;推拿法,就必须掌握有力、持久、柔和、均匀的手法操作。再次,外治法可以应用于临床各科的疾病,有些外治法是通科性的,如针灸、推拿等;有些外治法是专科、专病性的,如眼科的拨翳法等。因此,外治法的应用,一定要与临床各科的诊疗紧密结合。最后,要注意的是,由于外治法是作用于人体体表肌肤,所以表皮有损,必须谨慎应用。

三、内治法与外治法的结合

内治法与外治法的应用区别,一般认为是病在内用内治法,病在外用外治法。《素问·至真要大论篇》说:"内者内治,外者外治。""从内之外者,调其内,从外之内者,治其外。"但在实际的临床中,病在内,也可应用外治;病在外,也当使用内治。应该通过辨证,根据病情需要,内外治结合。有些疾病的内服中药,内服之余,或涂于体表,或蓄于鼻腔,或灌于直肠,或漱于口腔,以助内服之效。即使是有些内藏疾病,包括情志疾病,仅用外治法也能奏效。而有些体表之病,倒要内治,方得见效。因此,内治法和外治法的应用,不应以病的内、外之分而取舍。吴尚先在《理瀹骈文》中重墨浓彩地介绍了外治法,他说:"余初亦未敢谓外治必能得救,逮亲验万人,始知膏药治病无殊汤药。用之得法,其响立应。衰老稚弱尤非此不可。今人遇病,不问大小、轻重,辄云服药,众口一词,牢不可破,有虽欲不服而不能者矣。此其故,亦由于未知外治之法耳。未知外治法之能得救耳。"至此,他又话锋一转:"总之内、外治皆足防世急,而以外治佐内治,能两精者乃无一失。吾为医家计,似不可不备此外治一法。"道出了吴尚先内、外治并重的观点。

中医外治法,在漫长的发展历史中,不乏"医家小道""雕虫小技"之称。现在,我们重视中医外治法,因为:第一,外治法是中医学经过几千年来而发展起来的,并被证明是行之有效的宝贵财富。第二,不少外治方法,是物理疗法、自然疗法,较少干扰人的生理节奏,毒副作用小。第三,给药方式的多途径,是当前医疗治疗学关注的热点,探索多途径给药是为了降低毒副作用、提高吸收率、减少剂量,中医外治法于此有不少经验积累。为此,我们要深入地研究中医外治法,积极地应用中医外治法。

第三章

经　验　特　色

第一节　常见病种诊治经验

一、脑卒中后遗症

脑卒中(stroke)一般是指脑血管意外,但它并非某个单纯的疾病名称。按照世界卫生组织的定义,脑卒中是指"发展迅速、具有血管源性脑功能局灶性障碍,并且持续时间超过 24 h 的临床证候群"。脑卒中之后患者多遗留有口眼歪斜、半身不遂、舌强语塞等一系列残损,需积极进行康复治疗。从目前临床进展看来,推拿早期介入脑卒中康复,特别是急性期介入,对于减少严重残障,降低复发率,提高患者生活能力和生活质量,具有良好的疗效。

"脑卒中"中医病名为"中风病",但显然中风病并不全是脑卒中。古代文献提供的证据说明,中风只是一类发病迅速、传变迅捷的疾病特点的概括。《素问·生气通天论篇》:"故风者,百病之始也。"又说:"故风者,百病之长也。"《内经》中类似中风病的病名有偏枯、偏风、中风、巅疾、仆击、煎厥、薄厥、大厥、喑痱等,描述的分别是脑卒中的不同症状、种类与阶段。至汉代张仲景,开始有中经络、中脏腑的病位诊断,并因此影响后世对中风病的诊断、辨证与治疗。但其所言中风,仍以外风为主,并不是现代意义上的脑卒中,以此作为治疗脑卒中的辨证基础是有不足之处的,尤其是在制定脑卒中康复阶段的治疗原则时。现代中医医家认为,中风之为病,主要在于患者平时气血亏虚,心、肝、肾等脏器阴阳失调,合并忧思过度,或饮食不节,或有外邪侵袭,以致气血受阻,经脉失养;或是阴精亏虚,肝风内动,血随气逆,挟痰挟火,以致清窍蒙蔽,脉络瘀阻。目前国内对脑卒中疾病的治疗方法有西医疗法、中医疗法、中西医结合疗法。其中,中西医结合疗法是目前治疗脑卒中的普遍采用的方法。然而,目前的中西医结合疗法多停留在西药配合针灸疗法、西药配合中药疗法、西药配合推拿疗法等,干预手段较单纯,组合方法较简单。中医学源远流长,各种疗法的组合应用历来是其特色,针灸、推拿、中药各有所长,如何合理地综合应用,优化组合,是临床工作者研究的课题。

　　传统上,推拿介入脑卒中的治疗时间一般均要在脑卒中2周之后,即患者病情相对稳定之后。近年来,随着临床对本病诊断、抢救和治疗水平的不断提高,脑血管病的急性期死亡率已大幅度下降,目前国内大多已低于30%。随着脑卒中相关临床的研究不断深入,国际流行的卒中单元的逐渐建立,脑卒中的诊治流程日趋成熟,对脑卒中的康复治疗体系也愈加完善,康复早期介入脑卒中的治疗成为现实。同时,随着推拿理论的研究和临床实践的发展,以及神经科对康复理论的理解与沟通,推拿也逐渐开始随着康复的脚步更早期地参与到脑卒中的治疗。目前由我们负责承担的上海市科委"脑卒中二级预防研究——中西医结合提高脑卒中患者生活质量的研究"课题,更是致力于推动推拿早期介入脑卒中康复的工作。

　　我们认为,推拿治疗脑卒中有三个原则:一是早期介入,二是以降低致残率为目的,三是以重塑运动模式为重点。推拿治疗脑卒中,长期以来主要治疗肢体瘫痪的后遗症。而且由于有些治疗者较多采用强刺激手法和对抗性的强制的被动运动,虽然有时能改善废用性的肌萎缩,但往往造成患肢的疼痛加重和痉挛的加剧,不利于正常运动模式的建立。因此,推拿要早期介入脑卒中的康复,降低致残率,重塑运动模式。在推拿治疗过程中,必须建立整体观念和分阶段治疗。在整体观念的指导下,推拿治疗脑卒中的肢体瘫痪时,不要看作是肢体局部的问题,而应认识到系清窍蒙蔽、脉络瘀阻所致,要以醒脑通络之法治之。对"醒脑"的认识,不能局限地认为是苏醒,应该理解为脑功能的恢复。对"通络"的认识,也不能局限地认为是通畅,应该理解为经络系统传导功能的恢复。所以我们推拿从以往仅针对脑卒中后遗症的治疗,往前移到脑卒中发生后72 h,生命体征稳定就早期介入。

　　根据现代康复理论对脑卒中发病过程的认识及其临床病理表现和推拿治疗的特点,我们将治疗方案分为3期,即弛缓期、痉挛期和相对恢复期进行治疗。

1. 弛缓期　此期的临床表现为,患者的偏瘫侧肢体弛缓性麻痹,没有随意的肌肉收缩,或仅出现轻微的联合反应,在进行药物治疗的同时进行早期的手法和功能训练的康复治疗。目的是防止出现影响康复的并发症,如褥疮、肿胀、肌肉挛缩、关节活动受限等,尽量抑制异常运动模式的出现。

(1) 头面部:患者仰卧位。医者按揉百会,抹前额(从中线向两侧),轻揉印堂、太阳。共 5 min。

(2) 上肢部:患者仰卧位,医者以功能障碍侧为主进行操作。每日 1 次,每次 15 min,每周 5 次。

1) 医者施㨰法于肌肉丰厚处。施以拿揉法于整个上肢,在肩前、肩髃、极泉、臂臑、曲池、手三里、内关、合谷穴处做重点治疗。

2) 进行肩胛胸壁关节的上提下降被动运动;肩关节缓慢、适度的屈伸、内收、外展及内外旋转等被动关节活动;肘关节屈伸,腕关节屈伸、内收、外展及旋转等被动关节活动;掌指、手指关节的伸展和屈曲及拇指外展等被动活动。

3) 握手上举训练:患者双手掌心相对,十指交叉(患手拇指必须位于上方)握手以健手带动患手上举使肩关节充分前伸,肘关节伸展。再将双上肢放回腹部,再上举。反复 10 次,每日训练 2 次。

(3) 下肢部:仰卧位,以功能障碍侧为主。共 15 min,每日 1 次,每周 5 次。

1) 医者施㨰法于肌肉丰厚处。施拿揉法于整个下肢,在环跳、风市、委中、阳陵泉、足三里、三阴交等穴处做重点治疗。

2) 进行髋关节、膝关节适度的屈伸活动,髋关节内收、外展及旋转活动,踝关节跖屈、背伸及旋转等被动关节活动。

3) 桥式运动:患者仰卧,双下肢屈髋、屈膝,双足支撑于床面,双手十指交叉置于胸前。令患者进行抬臀训练,医者根据患者功能状况分别予以辅助,或协助患者控制患侧下肢,或协助骨盆上抬。动作要缓慢,臀部尽量抬高,使髋关节充分伸展,膝关节屈曲。当患肢能独立完成后,可将健侧下肢放于患肢上,患侧下肢独立支撑完成。反复 10 次,每日训练 2 次。

此期,还进行正确的床上卧位、体位变换、体位性低血压的适应性训练。为防止肩关节半脱位,应禁止牵拉肩关节。坐位时可以用三角巾吊带固定患侧上肢。

2. 痉挛期　此期的临床表现为明显的上肢屈肌和下肢伸肌的痉挛。手法和功能训练的目的是抑制协同运动模式,训练随意的运动,提高各关节的协调性和灵活性,帮助患者逐渐恢复分离运动。

(1) 上肢部:仰卧位,以功能障碍侧为主。共 15 min。每日 1 次,每周 5 次。

1) 医者施揉法于痉挛优势侧(屈侧)肌腹部;轻拍上肢伸肌,用掌擦法于痉挛劣势侧(伸侧)至该侧皮肤温热感为度。

2) 医者将患肢缓慢伸肘、伸腕和伸指关节后较快速屈肘、屈腕和屈指关节。缓慢充分地做前臂的旋前、旋后运动。

3) 患者仰卧,医者一手握住患手四指,另一手控制患手拇指,并将五个手指及腕关节均置于伸展位,辅助患者上举、外展、内收及旋转上肢,幅度由小到大。

4) 患者仰卧,医者一手握患者手,另一手控制肘关节,让患者执行"摸嘴""摸头""摸对侧肩"的口令,同时辅助患者完成上述的随意运动,随着患者运动感觉的改善逐渐减少辅助量。

(2) 躯干部:共 5 min,每日 1 次,每周 5 次。

1) 患者仰卧位,双下肢屈曲,医者双手固定患者的膝关节,让患者头肩向左,下肢向右反方向运动,反之亦然。

2) 患者健侧卧位,医者一手置于患者患侧肩部,另一手置于患者患侧髋关节处,两手做反方向运动,重复数次。

3) 患者仰卧位,屈膝屈髋,双手抱膝。医者将患者身体向左右方向轻轻摇动。

(3) 下肢部:以功能障碍侧为主。共 15 min,每日 1 次,每周 5 次。

1) 医者施揉法于痉挛优势侧(大腿伸侧)肌腹部;用掌擦法于痉挛劣势侧(大腿屈侧)至皮肤温热感为度。

2) 医者将患肢缓慢屈髋、屈膝和背屈踝关节后,较快速伸髋、伸膝和趾屈踝关节。

3) 患者仰卧,在膝关节保持伸展位的状态下练习髋关节屈曲。开始时由健侧带动,或医者予以辅助。

4) 患者仰卧,双下肢屈髋、屈膝,双足全脚掌支撑于床面,进行髋关节内收、外展的控制训练。

5) 医者一手控制住患足,保持足背屈、外翻,另一手控制膝部,让患者执行"弯腿"的口令后,辅助患者髋、膝关节屈曲、伸展,逐渐加大自主运动范围,训练下肢的控制能力。最后达到可在不同角度停留。

6) 患者取仰卧位,患侧足跟支撑在床面,医者一手固定患侧踝关节,另一手辅助患者做背屈、外翻踝关节的动作。

7) 患者仰卧位,患侧下肢伸展,支托于医者手掌,医者用前臂力量通过屈曲腕关节按压足底将患者踝关节缓慢地背伸和外翻。

8) 患者取仰卧位,患腿屈膝并垂于床边,在髋伸展状态下,由医者一手拖住患足辅助患者将患脚抬至床上。反复练习,随着患者运动感觉的改善逐渐减少辅助量。

9) 患者在俯卧位或站立位,在保持髋关节伸展状态下进行屈曲膝关节训练,反复训练至掌握;患者站立位,髋关节伸展、膝关节屈曲状态下的踝关节背屈训练。

此期还进行卧位到坐位训练、上肢负重训练、坐位平衡训练、坐位—立位训练等。每日训练 2 次。

3. 相对恢复期　此期的临床表现为患者出现分离运动,治疗的目的在于使遗留的症状得到改善,让患者充分地使用患肢,通过治疗和训练更好地掌握和提高日常生活活动能力。应针对某些后遗症状而采取相应的个体化治疗。

(1) 半身不遂:参照痉挛期方法。手法及运动疗法以瘫侧肢体为主,进一步缓解痉挛,改善患肢功能。治疗 30 min。

(2) 口角歪斜:手法按揉下关、地仓、颊车、水沟、合谷等。

(3) 肩手综合征:采用拿法、揉法、捏法操作于上肢;从手指向肩部做向心性推法,动作轻柔。

(4) 便秘:点按天枢、大横、支沟、大肠俞等穴。并以脐为中心顺时针摩腹 5 min。

上述治疗均每日 1 次,每周 5 次。此期还进行立位平衡训练和步行训练,每日 2 次。

脑卒中是一种高发病率、高致残率、高死亡率的疾病,有些患者尽管及时治疗,早期康复,还是会留下后遗症,特别是肢体残疾,给患者及其家庭带来很大影响。对脑卒中的后遗症康复推拿,主要是注重于患者的功法锻炼。我们认为,只要患者坚持功法锻炼,仍能进一步改善症状,可以防止肢体肌肉的进一步萎缩。在中医推拿几千年的发展过程中,功法锻炼一直是一种与手法治疗紧密结合的重要防治手段。唐代孙思邈《千金方》中记载的"老子按摩法""婆罗门按摩法"，就是手法和功法结合的推拿方法。

推拿功法，不等同于康复医学中的运动疗法，在进行肢体运动锻炼时，注重"形"与"气""意"结合，即将形体的锻炼与呼吸训练、意念调节结合起来。因此，也是一种心理康复和脏器康复的方法，有利于改善脑卒中患者的心理障碍。

脑卒中后遗症的功法锻炼，可以采用功法"易筋经"韦驮献杵势的第二势，高裆势的三盘落地功，以及太极拳中的走步及云手。功法锻炼，必须因病而异，因人而异，循序渐进。对训练中功法势式的要求，不要苛求形似，而是神似。对一个脑卒中后遗症肢体功能障碍的患者，无法达到功法姿势的外形要求，但通过练功过程中的形、气、意结合的调节，却可改善肢体的功能障碍，防止复发。

二、肩关节周围炎

（一）推拿治疗肩关节周围炎最能体现㨰法推拿流派特色

从推拿历史的研究来看，丁季峰创立㨰法推拿学术流派是推拿发展的一个里程碑。20世纪40年代，丁季峰以中医经络学说结合现代医学生理、解剖和病理等基础为实践依据，创立了㨰法推拿学术流派，把传统推拿治疗内妇科疾病拓展到某些神经系统疾病、运动系统疾病和软组织损伤等，其治疗方法以㨰法为主治手法，以其他手法作为辅助，再配合以自主性和被动性的运动治疗。㨰法推拿治疗肩关节周围炎更是一大特色。

严隽陶作为丁季峰的学生之一，完整继承了丁氏㨰法的精髓，在手法操作时要求顺势而动、逐步松解。然而当前推拿治疗肩关节周围炎则是轻㨰法松解，重暴力强扳，一味追求快速松动，急功近利。严隽陶对此颇感忧虑：典型传统的㨰法治疗肩关节周围炎几乎消失了。严隽陶仍然坚持采用传统经典的㨰法推拿流派的手法，尽管所需时间较长，但对肩关节周围软组织损伤小，疼痛较轻，更符合肩关节周围炎恢复的自然规律。现今常用的手法可能在时间上有一定的优势，但暴力扳动，疼痛剧烈，损伤较大，患者的依从性较差。当然这其中仍有很多课题值得研究，比如说，如何用生物力学的方法研究被动运动配合的㨰法所操作部位的选择问题。

指导患者进行肩关节自主性功能锻炼，也是㨰法治疗肩关节周围炎的重要组成部分。主要包括：患肢的顺、逆时针的旋肩、手指爬墙、扶栏下蹲、手巾擦浴等自主运动,可以避免肩关节粘连、增加关节活动度、增强肩部肌肉力量、加快肩功能的恢复。在 20 世纪 80 年代,严隽陶还和多位同道一起创制了肩关节周围炎的棍棒操,以健肢带动患肩运动,可以加快康复的速度。

(二)肩关节周围炎明确诊断能最大限度地提高疗效

从某种角度看,滚法推拿治疗肩关节周围炎也最能体现推拿辨证施治的特色。滚法推拿流派将肩关节周围炎(漏肩风)分为寒湿凝滞、血瘀筋脉和筋骨不全 3 种证型,对寒湿凝滞的漏肩风,严隽陶认为:"手法宜用轻压力的滚法、揉法在局部操作,不宜配合被动运动,并令患者患肩制动,适当休息。"而对于血凝筋脉者,则认为:"宜用压力较重的滚法、揉法、按法、拿法在局部操作,并配合肩关节被动运动,指导患者作自主性运动锻炼。"这些都是滚法推拿流派强调分期辨证治疗的体现。如果一味追求滚法结合被动运动的手法特色,而忽视辨证诊断,将会是一个失败的推拿医师。作为一名现代的推拿医师,仅仅懂得中医辨证是不够的,严隽陶一直强调,肩关节周围炎诊断不清是推拿临床亟待解决的问题,盲目地推拿,只要是肩痛就是肩关节周围炎、漏肩风,常常事倍功半。其实,不仅是推拿医师,即使是骨科医师,也面临同样的难题。肩关节周围炎的明确诊断是个引起广泛争议和关注的问题。肩关节周围炎的名称也是争议不断,至今仍存在广义、狭义之分。一般的定义是肩关节周围炎(简称肩周炎)是一系列疾病的统称,包括冻结肩(有人称之为冻肩)、五十肩、漏肩风、肩凝症或粘连性关节囊炎等。肩关节周围炎是由于肩关节周围软组织病变而引起的肩部疼痛和肩关节活动障碍。狭义地说,肩关节周围炎即冻结肩,广义的肩关节周围炎按不同的发病部位和病理改变,可分成诸多独立的疾病:① 肩周围滑液囊病变:如三角肌下滑囊炎、肩峰下滑囊炎等。② 肌腱、腱鞘的退化性病变,如肱二头肌长头肌腱炎及腱鞘炎、冈上肌腱炎、肩袖断裂、撞击综合征、钙化性肌腱炎等。③ 其他,如喙突炎、肩部纤维组织炎、肩胛上神经卡压症、肩锁关节病变等。作为一名推拿医师应该清楚哪些肩关节周围炎是适合推拿治疗的,这样才能事半功倍。当然,这其中也有许多值得研究的课题。目前,在岳阳医院推拿科的病种分布中,四肢关节疾病所占的比例小于 5%,或许从经济效益上看,在肩关节周围炎上投入过多精力有些得不偿失,但是,从学科长远的发展看,严隽陶认为四肢关节的功能恢复也是提高生活质量的重要部分,会随着经济水平的提高得到广大患者的重视。

（三）推拿结合康复技术治疗肩关节周围炎是推拿发展的趋势之一

康复医学目前是个热门,各家医院都在开设康复科,尽管很多康复科不过是把理疗科的牌子改为康复科而已,但至少说明,大家对康复学科的重视。早在20世纪80年代,严隽陶就开始重视推拿与康复医学的结合,并一直致力于建立中医康复医学。严隽陶认为,推拿医学与康复医学的结合至少在两方面提升了推拿学科。

首先,借助康复医学这一平台,推拿医学找到了一个和西医或现代医学对话的途径,使推拿医学逐渐为现代医学所认可、接受,提高了推拿医学在整个医学领域中的地位。而推拿医学作为广义上自然疗法或物理疗法之一,对康复医学也是一个重要的补充。

其次,现代康复技术使推拿医学逐步摆脱单纯经验化的模式,走向客观化、量化和个体化,借鉴康复评估等方法,使推拿医师能控制手法的力量、时间、方向、频率等各项指标。如采用关节松动技术治疗肩关节周围炎,对盂肱关节来说,一般的做法分为牵引、滑动和摆动。牵引分为分离牵引及长轴牵引,患者仰卧位,患肩外展约50°,治疗师一手托握住肱骨远端,一手放在腋窝,拇指在腋前。分离牵引时牵引力与关节盂的治疗面相垂直,长轴牵引时牵引力与肱骨平行。滑动分为前向后滑动、后向前滑动和向足或向头侧滑动等。摆动则在患者卧位,屈肘均在疼痛范围以内进行,分为前屈摆动肘和外展摆动。对胸锁关节、肩锁关节来、肩胛胸壁关节均可做相应的松动。康复治疗师还注意松动时的分度,如疼痛用Ⅰ～Ⅱ级;伴僵硬时用Ⅲ级,有粘连、挛缩者用Ⅳ级。这一点对于推拿来说尤为重要,推拿缺乏量化标准一直是个软肋。松动术中的注意点还有许多值得推拿借鉴之处,如患者是否处于放松位;操作过程中不要引起疼痛或加重疼痛。一手固定,另一手活动,不能双手同时活动。方向要一致,不能向两个方向同时活动。运动速度要恰当,大关节松动时要稍慢,小关节稍快。治疗疼痛时,手法应达到痛点,但不超过痛点;治疗僵硬时,手法应超过僵硬点,小范围、快速度可抑制疼痛,大范围、快速度可缓解紧缩。做关节松动术后,一定要让患者做维持新活动度的运动。松动术后疼痛如果不减轻,说明松动强度过大或时间过长,应减少治疗强度或缩短治疗时间等。其他康复技术,也有很多需要引入学习的地方。

当然,严隽陶治疗肩关节周围炎仍有许多宝贵的经验,比如,发扬中医外治法的经验特色、加强中医综合治疗、运用生物力学研究手法等,还值得我们进一步学习研究。

(四) 典型病例

许某,女,49岁。

初诊(2003年9月1日)

[主诉] 右肩疼痛20个月。

[病史] 患者于1年余以前,无明显原因出现右肩关节疼痛,并逐渐出现活动障碍。体检:颈椎生理弧度存在,颈部无压痛,右肱二头肌长头肌腱附着处有压痛。肩部活动功能四项测评指标(参照全国第二届肩关节周围炎学术研讨会拟订通过的肩部活动功能评定标准)评分。

(1) 内旋:患者仰卧位,肩关节外展90°(达不到者采用最大可能范围),肘关节屈曲90°,前臂旋后,将量角器中点对准肘部尺骨鹰嘴,将前臂被动旋向脚端,读出肩内旋度数。患者右肩内旋80°,计80分。

(2) 外旋:体位同上,将前臂被动旋向头端,读出肩外旋度数。患者右肩外旋80°,计80分。

(3) 反手摸背:患者坐位,患者后伸内旋屈肘反手用拇指端背面触及脊柱中线,尽量向上移动,用卷尺测量指端距离第七颈椎(C_7)棘突间最近距离厘米数。患者右手拇指端与 C_7 棘突间最近距离为49 cm,计20分。

(4) 摸耳:患者坐位,患肢举手屈肘,用手经头顶摸对侧耳,头必须保持正直,记录完成情况。患者右手摸至左耳中,计80分。

上述四项总分为260分,按照"肩部活动功能六级评定标准",为4级,提示肩关节功能轻度减退。

X线检查未见明显异常。

刻下:右肩疼痛伴活动障碍,无夜痛,无颈部疼痛,无上肢麻木,患部恶寒,胃纳可,二便通调。舌淡红,苔薄白,脉细。

[诊断] 中医诊断:肩痹(气滞血瘀,经络不通);西医诊断:肩关节周围炎(慢性期)。

[推拿治疗] 行气活血,通络止痛,滑利关节。患者仰卧位,医生站于患侧,一手施㨰法于肩前部操作,重点治疗部位在结节间沟及三角肌前束;另一手托住患肢肘部,配合肩关节上举、后伸、外展、内旋、外旋的被动运动。施㨰法于上臂

屈侧、肱二头肌肌腹，按喙突、结节间沟、肘部桡骨粗隆，拿三角肌、肱二头肌、腋前壁。

患者健侧卧位，患肩朝上，医生站于前方，一手施㨰法于肩外侧操作，重点治疗部位在肱骨大结节、三角肌粗隆处；另一手握住患肢患部，配合肩关节外展、内收的被动运动。施㨰法于上臂外侧，按肱骨大结节、肱骨粗隆。

患者俯卧位，医生站于患侧，一手施㨰法于肩后部，重点治疗部位为肩袖肌群，如冈上肌、冈下肌、小圆肌；另一手托住患肢肘部，配合肩关节后伸内旋、外展的被动运动；按天宗，拿腋后壁。

患者坐位，医生站其后，一手施㨰法于项肩部，重点治疗部位是斜方肌、肩胛提肌、菱形肌；按肩井、肩中俞、风池，搓肩关节，结束手法。

二诊（2003 年 10 月 22 日）

患者经过推拿治疗后，右肩关节疼痛和活动障碍好转。肩部活动功能四项测评指标评分：内旋 80°，计 80 分；外旋 80°，计 80 分；反手摸背，患者右手拇指端与 C_7 棘突间最近距离为 32 cm，计 50 分；患者右手摸至左耳中，计 80 分。上述四项总分为 290 分，按照"肩部活动功能六级评定标准"，为 4 级，提示肩关节功能轻度减退。

【按】 严隽陶指出肩关节周围炎急性期不作较大幅度的关节被动活动，慢性期可以局部手法刺激配合肩关节各向活动。手法治疗前后的功能评估，对手法疗效的判断、治疗手段与方法的选择都要重要意义。

三、颈椎病

颈椎病正逐渐成为推拿临床上的多发病，其发病率在脊柱病中所占的比重有不断上升的趋势，发病年龄也呈现年轻化倾向。重视颈椎病的研究与治疗，是临床医师义不容辞的责任。近几年，严隽陶指导的研究生群体在颈椎病的临床和基础研究上取得了长足的进展，尤其是对颈部经筋的重视，引发了颈椎病临床研究的新高潮。随着临床观察的深入，给临床提供更多的治疗方法与途径，对颈椎病诊疗规范的制定也产生了影响。

颈椎病的中医病名根据其西医分型的不同而有"项痹病""眩晕病""头痛病""痿证"等。不论什么病名，其发病病位都在颈部，其病机多有颈部经筋失养，或因风寒，或因气血瘀滞，或有痰瘀，或是肝肾不足，或存督阳不通。其推拿治疗均应以经筋为重心。

目前流行的推拿临床病史的书写格式多模仿针灸病史，从中可以看出，传统上，推拿手法治疗的部位似乎是以腧穴和经脉为主，尽管其腧穴、经脉与针灸所取不同。其实不然。推拿治疗骨伤科疾病，是以经筋骨骼为重。"夫手法者，谓以两手安置所伤之筋骨，使仍复于旧也。"在颈椎病的推拿治疗中，针对经筋的治疗对多种类型的颈椎病都有较好的疗效。经筋与经脉同为经络的重要组成部分，"筋与脉并为系"。《说文解字》释"筋"字为"肉之力也"，指能产生力的肉。

"经筋"的最早论述见于《灵枢·经筋》，其作用主要是约束骨骼，利于关节屈伸活动，以保持人体正常的运动功能。《素问·痿论篇》说"宗筋主束骨而利机关也"。经筋与颈椎的关系密切，手足三阳经筋都经过颈项部。十二经筋中循行于颈部的经筋有足太阳之筋（挟脊上项……其直者，结于枕骨）、足少阳之筋（贯缺盆，出太阳之前，循耳后）、足阳明之筋（至缺盆而结，上颈）、足少阴之筋（循脊内挟膂，上至项，结于枕骨）、手太阳之筋（走太阳之前，结于耳后完骨）、手少阳之筋（上肩走颈，合手太阳）、手阳明之筋（挟脊，直者，从肩髃上颈）等 7 条。经筋出现问题会引发肩不举、颈不可左右视、屈不伸等。可以认为，经筋是循行部位组织中的肌肉、肌腱、筋膜、韧带等软组织解剖与功能的综合，经筋所主病与现代医学骨科软组织疾病范畴相似。要想治疗颈椎病，就必须重视经筋的研究，重视颈部软组织的研究。

严隽陶的一些临床基础研究发现，颈部软组织病变不但贯穿颈椎发病始终，而且是临床多种症状的主导性病因。颈椎骨病变可看作是软组织病变的结果，是颈椎病病程中从属于软组织病变的附属表现。基础研究证实，正常人体颈椎稳定性系由二大部分组成：① 内源性稳定，包括椎体、附件、椎间盘和相连接的韧带结构，维持静力平衡。② 外源性稳定，主要为附丽于颈椎的颈部肌肉，维持动力平衡。在神经系统的调节下，内外源性稳定结构之间的平衡关系（动静力平衡）犹如桅杆和缆绳，如同《内经》所云"骨为干，肉为墙"，其中任何环节遭受破坏，均可引起或诱发颈椎正常结构平衡功能的丧失。从中医学的角度，运用按揉手法，以颈部伸肌（经筋）为主要治疗对象，成为推拿治疗颈椎病的重要途径。那些一味整复关节的手法，如果不注意软组织的治疗，疗效将难以持久。

严隽陶主持的上海市科委课题"颈椎病推拿颈部经筋作用的生物力学机制研究"，通过等速肌力测试系统和表面肌电图仪观察颈椎病患者，已经发现颈椎病患者等长运动中,屈伸比值增高,提示颈后伸肌力减弱。后伸峰力矩角度值与正常人有显著差异,其值多位于中立位前后 10° 左右;等长运动中肌电比值差别较大,等速运动颈部双侧肌肉运动开始和结束时刻肌电募集时差延迟。推拿可以改善最大力矩角度、肌电比值,降低屈伸比和肌电募集时差,提高中位频率,整体恢复颈部肌肉的力电平衡。从而证实,通过对颈部伸肌群的手法刺激,能明显改善颈椎病患者的临床症状。如果辅助推拿功法,增强颈伸肌群力量,对颈椎病推拿治疗的疗效更能起到巩固作用。

推拿治疗原则:活血化瘀,理筋止痛。

基本治法:患者俯卧位,医者以滚法、一指禅推法或按揉法操作于颈肩背部足太阳经筋;患者侧卧位,医者以一指禅推法操作于颈肩部的足少阳、足阳明、手少阳、手阳明和手太阳经筋;患者坐位,医者以一指禅推法施于患者上臂手少阳经筋部位。

典型病例如下:

杨某,女,35 岁。

初诊(2004 年 11 月 8 日)

[主诉] 颈部疼痛伴左上肢疼痛 2 个月。

[病史] 患者以往是名教师,后改行为保险公司职员,长期伏案工作,颈部时有酸胀。2 个月前因坐车时遇急刹车出现颈部疼痛,活动困难,并逐渐出现左上肢上臂外侧疼痛,休息后无缓解,曾改用药店推荐的颈椎病枕头,疼痛未见减轻。发病 3 周后,曾去美容院按摩,疼痛愈加严重。又自行购膏药等外用,疼痛略有缓解。近 1 周来,疼痛又见加重,即来本院诊治。体检:颈椎生理弧度平直,肌张力可,$C_4 \sim C_5$ 左侧关节突周围压痛,并伴有左上肢疼痛加重,第二胸椎至第四胸椎($T_2 \sim T_4$)右侧可触及条索样物质,臂丛神经牵拉试验左(+)、右(+),椎间孔挤压试验左(+)、右(-),旋转试验(-),肱二头肌反射左(+)、右(++),肱三头肌反射左(-)、右(+),霍夫曼征(-)。X 线检查:颈椎曲度变直,$C_4 \sim C_5$ 椎后缘略有增生,$C_4 \sim C_5$ 椎间隙略有狭窄,椎间孔未见狭窄。刻下:颈部及左上肢疼痛,颈部左旋牵滞,无上肢麻木,无头晕头痛,患部恶寒,胃纳可,寐差,偶有夜痛,二便通调。舌质暗红,边有齿痕,苔薄黄腻,脉细。

[辨证分析] 伏案工作,经筋劳损;外伤又致颈部经筋受损,血气瘀滞,痛而不利。

［诊断］　中医诊断：项痹(气滞血瘀证)；西医诊断：颈椎病(神经根型)。

［推拿治疗］　活血化瘀，理筋止痛。患者俯卧位，医者以㨰法、一指禅推法或按揉法操作于颈肩背部足太阳经筋约 5 min；患者侧卧位，医者以一指禅推法操作于颈肩部的足少阳、足阳明、手少阳、手阳明和手太阳经筋约 5 min；患者坐位，医者以一指禅推法施于患者上臂手少阳经筋部位约 3 min。

二诊(2004 年 11 月 10 日)

患者症状未见明显改善。

仍以原法诊治。

三诊(2004 年 11 月 12 日)

患者颈部疼痛略有缓解，上肢疼痛未减。

建议患者颈部颈托保护，暂时制动。

四诊(2004 年 11 月 22 日)

患者颈部疼痛明显缓解，上臂外侧仍有酸胀，久卧后颈部不适。

嘱患者开始颈部伸肌肌力训练：患者头中立位，双手十指相叉抱在颈后，头在颈部生理活动范围(或无痛范围)内做缓慢的前屈和后伸运动，与此同时，双手用力与头的运动相对抗。

五诊(2004 年 11 月 29 日)

患者颈部活动无明显障碍，上臂外侧偶有酸胀，已经恢复正常工作。

嘱其用枕适当、颈部保暖、保持正确的姿势、避免新的损伤、加强功能训练。

3 个月后随访，患者情况良好，偶然因劳累出现颈部不适，休息后即可缓解。

【按】　颈椎病发病基础是颈部肌肉组织的慢性劳损或急性损伤，其后出现颈部韧带、关节囊、椎间盘等软组织的继发改变，直到出现骨质变化时已经定型。治疗时也应按照这一顺序逐步推进，才能治病求本，巩固疗效。对于急性发作的患者，如能适当配合中成药物，化瘀止痛，可能会更好。

四、老年骨骼肌减少症

老年骨骼肌减少症，或称为老年性骨骼肌衰弱。严隽陶对老年骨骼肌减少症的关注开创了推拿临床研究的一个新领域，2000 年，上海市卫生局课题"推拿防治老年性骨骼肌衰弱的临床研究"立项。通过对健康自愿者和老年大鼠的试验研究，证实推拿功法训练结合推拿手法能改善老年人的整体功能、增强股四头肌功能;促进老年大鼠骨骼肌细胞生长发育、调整骨骼肌蛋白质代谢。为今后开展推拿功法治疗老年骨骼肌减少症打下了理论基础,也为社区老年保健预防提供了新思路、新方法。

国外的研究证实,从成年起,人体肌肉体积减小速度随年龄的增长而加快。自 25 岁开始,以每 10 年 4% 的速度递减直至 50 岁;此后则以每 10 年 10% 的速度递减;60～70 岁时每年下降 15%;以后肌力将每年下降 30%。这种随着年龄的增长,肌肉数量不断减少,肌肉力量逐渐下降,从而造成人体结构和功能下降,引起一系列症状的综合征称为"肌肉减少症",也称之为"老年骨骼肌减少症"(sarcopenia)。据统计,在 70 岁以下的老年人群中,有 6%～24% 患有老年骨骼肌减少症,而 80 岁以上的老年人中,老年骨骼肌减少症患者超过 50%。从疾病的发生规律看,老年骨骼肌减少症是老年人骨质疏松症、骨关节炎的诱发因素,也可能是老年人容易摔跤的因素之一。随着大众对健康的愈加关注,对老年骨骼肌减少症的早期防治将为生存质量的提高起到一定的作用。

老年骨骼肌减少症属中医学"痿证"的范畴。肢体筋脉弛缓,软弱无力,甚至手不能提,足不能任身,日久渐至肌肉萎缩,不能随意运动的一类病症统称为痿证。《内经》首先出现"痿证"病名,并提出"治痿独取阳明"理论。

推拿治疗老年骨骼肌减少症是以手法配合功法。遵循"治痿独取阳明"的理论,取穴以阳明经穴为主(合谷、手三里、曲池、伏兔、足三里、解溪),辅以膀胱经穴(脾俞、胃俞、肾俞),手法包括𢶏法、按揉法和一指禅推法等,治疗时间 15 min,每周 3 次,共 8 周。推拿功法训练功种为易筋经,训练时间为 40 min;训练结束后结合推拿手法治疗。

新版《推拿学》教材中,"推拿功法"的定义是:"推拿功法是推拿学的一个重要组成部分,它不仅是推拿医生增强上肢部、下肢部、腰腿部等身体各部力量、提高手法技巧动作的主要方法之一,也是患者达到扶助正气、强壮身体的方法之一。"推拿功法的基础研究发端于严隽陶对马步功、弓步功等静功锻炼的研究。最初的目的是为了证明功法的有效性,判断功法课程设置的合理性。早期的研究主要通过对健康人(推拿专业的学生)的观察进行的,分别观察了静力功法训练对心功能与心血管功能、心率、无氧阈值、有氧耐力和最大摄氧量等指标的影响,证实静力推拿功法训练不仅能提高局部肌肉的专门适应性,而且能改善心功能与心血管功能、提高有氧耐力、增强心肺功能、提高人体最大摄氧量等。

在对老年骨骼肌减少症的临床研究中发现,经过8周的推拿治疗和推拿功法训练,老年骨骼肌减少症患者股四头肌伸膝速度明显增加,单位时间伸膝次数明显增高;同时,2.5%负荷状态下比无负荷时股四头肌伸膝速度增加值更多,证明在承受外来力量时股四头肌的作功能力提高更多,从侧面反映出推拿干预可以提高老年人股四头肌的肌力。马步状态下肌电信号时程、上升时间明显降低。这可能是由以下原因造成:首先,8周的推拿干预促进了股四头肌纤维收缩的同步化趋势,使得肌电时程缩短;其次,这种同步化趋势导致肌电信号的上升时间显著缩短;最后,也可能存在放电肌纤维的数量减少,从而有助于肌电信号时程和上升时间的降低。这些数据也从另一侧面反映出推拿手法和推拿功法干预可以提高老年机体对骨骼肌的调节能力,增加骨骼肌的做功能力。

五、膝骨关节炎

目前推拿治疗膝骨关节炎主要以一指禅推法、擦法、提拿揉髌、屈伸关节、膝周围软组织松解、痛点穴位按压等手法为主,也常结合中药内服、外治,以及针刺、关节内治疗、肌力训练等综合治疗。而通过对膝骨关节炎、膝痹名老中医各家有关手法治疗的文献梳理研究,发现各家对于膝骨关节炎多采用柔筋、正骨之法。

石氏伤科重视手法在伤科临床的应用,以十二字“拔、伸、捺、正、拽、搦、端、提、按、揉、摇、抖(转)”来归纳正骨上髎手法。石氏认为,老年骨关节病有标本缓急之分,肝肾亏虚多为其本,风寒湿邪内侵多为其标,亦可由湿热引发。同时有阴阳、气血、虚实之别,不同病证也有个体差异,且相互转化,时兼有之。治疗以逐瘀为要,兼顾气血;调治兼邪,独重祛痰;补益肝肾,养筋健骨。庞坚等采用石氏手法治疗膝骨关节炎98例,中药组97例。通过4周治疗后结果观察显示:手法治疗与中药治疗在疼痛、功能、WOMAC总分等方面都比治疗前有明显改善;手法治疗可以改善膝骨关节炎患者的疼痛、僵硬与关节功能障碍等症状。

魏氏伤科传人李国衡认为,膝骨关节炎病机以肝肾渐衰、气血不足、风寒湿邪侵淫留滞、瘀血阻滞为最。临床多为虚实夹杂之证,故其内治重在益气活血、化瘀利湿,善用外治洗剂以温通化瘀;同时配合手法和导引治疗。李国衡认为伤科手法是指用医者双手在患者体表部位做各种不同的动作来检查病情和进行治疗的一种外治方法。手法狭义仅指治疗手法;广义包括检查手法及治疗手法。

手法施治前应"以手扣之,以悉其情",正如魏指薪所谓"轻摸皮、重摸骨、不轻不重摸筋肌"。急性损伤手法治疗强调"稳、妥、准",手法治疗辨证施"法",重视手法与药物、导引相合综合治疗。达到左右平衡,上下调节,骨正筋柔,气血以流的良好疗效。

邓晋丰是广东省名中医,全国第三批老中医药专家学术经验继承工作指导老师。其对膝骨关节炎的病机认为是本虚标实及虚瘀互结。邓晋丰认为本虚标实,虚瘀互结,虚可致瘀,瘀又可加重虚。膝部为全身负重之枢纽,因急性损伤或慢性劳损,筋出槽、骨错缝,致气血不畅,肢节不顺而发为病。邓晋丰在临床主张先辨病后辨证,病证结合诊断,对于膝痹的治疗强调药内服外,还施之手法(常治宜正骨手法为主)、针灸、练功、理疗等方法相结合提高临床疗效。指出手法治疗关键在纠正移位,理顺筋脉,增强躯体稳定。

广州韩清民根据中医对骨伤疾病"皮—肉—筋—骨"的病机演变规律,认为在膝骨关节炎的发展过程中,骨痹是其最终表现形式,筋痹是其发展过程中的必经阶段,骨痹是筋痹发展过程的延续。肝肾亏虚、筋骨衰惫、增龄劳损是膝关节骨关节炎发病的基础;邪犯筋肉肢节,筋肉改变,久病伤肾累骨,为膝骨关节炎的主要病机;而其中筋病是其病变的核心。韩清民采用经筋手法治疗,即根据患者膝关节周围疼痛部位及特点,选择性点按膝周经筋病变反应点,并对经筋结节进行弹拨,手法由轻到重,以患者能忍受为度,同时对膝关节局部膝眼、血海、梁丘、阳陵泉等穴位进行手法不同刺激的治疗。

吉林刘柏龄是国家名老中医,全国第一、第二批老中医药专家学术经验继承工作指导老师。刘柏龄将正骨手法归纳为"拔伸、端挤、屈转、提按、牵抖、分顶、拿捏、按摩"八法,认为膝骨关节病主要由于膝关节细微的"筋出骨错"病变。这种病变长期得不到恢复,进而出现膝关节进一步的劳损,以致气滞血瘀、不通则痛。刘柏龄认为手法治疗关键在于纠正关节解剖位置,使经脉通畅,症状自愈。确立了活血化瘀、滑利关节的治疗原则。治多让患者仰卧,在其膝下垫一软枕,应用滚法和拇指按揉对髌周进行放松;随后双手握合其膝关节,以双手中指对其委中、委阳二穴进行重点按揉,继而双手握其踝部进行手法牵拉,并在保持牵拉基础上左右微微旋动其膝关节;接下来以一手维持牵引,一手托其腘窝进行膝关节的屈伸活动,并逐渐加大其伸直幅度。

孙呈祥师从北京著名正骨专家刘寿山,汲取中西医骨伤科、推拿科各家流派之长,擅长应用手法结合中药辨证治疗各类痹证及急慢性损伤。王锡友等将孙呈祥治疗膝骨关节炎手法经验总结为宫廷理筋术之九步八分法。包括:按拿法、五指五穴法、点按法、拿捏法、擦法、捻分抖法、六指六穴法、推髌屈伸法、归合顺散法九法。

山东王道全认为,膝骨关节炎属中医骨痹范畴,多见于中老年人。实属肝肾不足,筋骨失养,复感风寒湿邪,流注经络,久则气血壅阻,瘀滞不通,发而为痹。治疗时采用擦、揉、点、按、拿捏、拿揉髌骨、膝关节屈伸扳法、抱膝搓揉、掌擦手法,并主张结合理疗、针灸、内服外用药物等综合治疗。而合掌擦法为齐鲁推拿特有手法,以两手十指交叉成弧凹形,包贴于应取凸状部位,一张一合,迅速开闭。本法适用于在项肩膝凸形部位,主要取效于较强的摩荡力与热效应。本法摩擦力强,动作幅度大,故具有明显的温热效应与推荡消散作用,具有培补阳气、祛风散寒、温经止痛、蠲痹胜湿的作用。应用本手法作用于膝关节局部,可快速达到温阳祛寒之功效。

广东查和萍认为本病应重视经络、经筋理论运用。膝骨关节炎主要表现为疼痛、功能障碍(主动伸曲受限),其关键原因在于膝周筋骨肌肉协调不利所致,即膝关节周围的内外源稳定失衡,因此要恢复膝关节的正常功能,首先就要明晰膝关节周围的经络、经筋,尤其经筋是维持外源性稳定的关键。查和萍擅长运用刺穴刺血疗法、推拿手法、"围浮刺、围浮线"下的手法操作等方案治疗急慢性膝骨关节炎。推拿手法包括提髌法、揉髌法、推髌法、拔伸下的弹拨法、回旋挤压手法、点按弹拨、推拉按摩、擦法、腰椎斜扳法、后伸扳法等。

从上述名老中医手法治疗膝骨关节炎的各家学说来看,对于膝骨关节炎各家多认为始于年老,感受风寒湿邪,亦与血瘀痰湿有关,可损及肝肾、筋骨。手法治疗以膝关节周围软组织松解类手法为主,结合运动关节类手法;操作部位以膝关节周围肌肉、局部取穴为主。总体仍不离《素问·生气通天论篇》"骨正筋柔,气血以流,腠理以密,如是则骨气以精"与《灵枢·本脏》"是故血和则经脉流行,营复阴阳,筋骨劲强,关节清利矣"之意。严隽陶则在继承丁氏推拿流派一指禅推拿与擦法学术思想,锐意进取,开拓创新,逐步形成自己推拿"以中医经络学说指导,尤以经筋为重论治;传统推拿与现代康复相融合;手法与功法合而为治;手法柔疏筋、刚致强"等鲜明的学术特色,逐步形成"从筋论治"膝骨关节炎的推拿学术观点,应用临床常收桴鼓之效。

（一）辨病分期，筋痹是核心

严隽陶认为膝骨关节炎属于中医"膝痹"范畴，而膝痹是针对"痹"之部位而言的。其病因仍不离风、寒、湿、热、瘀血、痰浊等。然而邪之所凑，其气必虚，正气不足、营卫不和、肝肾亏虚、气血不足等亦是关键。但痹发于膝又不离筋骨，有筋痹、骨痹的动态演变发展过程，两者互为因果。推拿治疗更重视经筋理论在本病临床中的指导意义。

《素问·五脏生成篇》："筋气之坚强者，皆络于骨节之间也……诸筋者，皆属于节。"筋附着连缀于骨节之间，筋之坚韧有力而约束、联缀骨骼与肌肉，使整个躯体保持一定的位置形态和功能。《素问·痿论篇》："阳明者，五脏六腑之海，主润宗筋……宗筋主束骨而利机关也。"人体肢体关节的屈伸、旋转活动，各种姿势的形成与转换，以及内脏的保护等都有赖于经筋的作用。严隽陶简言之，筋是指结构，主要指筋膜、关节囊、韧带，有时还包括肌肉等软组织。经筋是筋这一具体的结构及其"束骨利关节"等功能的复合体，是一大系统。经筋在人体呈纵行的束状、带状分布，向心性走向，起于指、趾末端，沿肢体纵轴终止在胸腹及头面。每遇骨节部位则"结"或"聚"，即附着于关节与骨面；每遇胸腹、腰背或头面部则"散"或"布"，呈片筋、膜筋而分布。"膝为筋之府"，足三阴三阳经筋均起于足，结于膝，其病都可出现膝痛或膝部屈伸活动障碍。如《灵枢·经筋》："足太阳之筋，起于足小趾，上结于踝，邪上结于膝……其病小趾支跟肿痛，腘挛……足少阳之筋，起于小趾次趾，上结外踝，上循胫外廉，结于膝外廉；其病小趾次趾支转筋，引膝外转筋，膝不可屈伸，腘筋急。"由此，严隽陶认为足三阴三阳经筋维系膝关节功能与结构的稳定性，从这一角度出发，膝骨关节炎的发病与三阴三阳经筋之为病有关，属于中医的膝痹范畴，而筋痹是关键。其次，足三阴三阳经筋循行膝关节的部位不同，引起膝关节疼痛的部位及屈伸活动等功能障碍的程度不同。所以，严隽陶进一步指出无论是从疾病认识的角度还是手法治疗的角度，对于膝骨关节炎的推拿治疗应"从筋论治"且"辨筋论治"。

（二）机触于外，辨筋辨证

"机触于外，巧生于内，手随心转，法从手出。"这是《医宗金鉴·正骨心法要旨》的至理名言。严隽陶认为，推拿临证时摸法尤为重要。摸法即摸者用手细摸其所伤之处，或摸骨之断、碎、歪、整、软、硬，或摸筋之柔、歪、正、断、走、粗、翻、寒、热，以及表里虚实，然后依法治之。对于膝骨关节炎患者严隽陶据《灵枢·经筋》:"经筋之病,寒则反折筋急,热则筋弛纵不收,阴痿不用。阳急则反折,阴急则俯不伸。"严隽陶提出,摸皮肤的温度变化以辨寒热,摸筋之弛纵痉挛以辨寒热痿痹,摸疼痛、摸筋结以辨筋定穴,摸之动之以辨阴阳之急。通常情况下,皮温寒则寒、热则热,筋挛则寒、筋弛则热,筋挛则痹、筋弛则痿,阳筋急则膝伸不能屈、阴筋急则膝屈不能伸。疼痛筋结多在所病之足三阴三阳经筋之一或以上,但临证仍当结合四诊谨慎审之。简言之,辨筋主要是辨部位也就是病变的筋是哪些,其次是辨筋的性质。通过辨筋然后手法治疗以寒则热之,热则寒之,柔筋缓节,气血以流,骨节自利。

（三）柔疏筋,刚致强为则

筋具有喜柔的特性。《素问·阴阳应象大论篇》:"肝生筋。"《素问·平人气象论篇》:"藏真散于肝,肝藏筋膜之气也。"《灵枢·五色》:"肝合筋。"《灵枢·经脉别论》:"食气入胃,散精于肝,淫气于筋。"说明肝主筋,筋的生理功能有赖于肝的疏泄和肝所藏血之濡养功能。肝喜调达,体阴而用阳,故所主筋喜柔。因此,严隽陶认为手法疗筋以"柔和为贵",柔以疏筋。《辞海》:"柔者,柔软,软弱;和者,和顺之意。"《医宗金鉴·正骨心法要旨》云:"夫手法者,谓以两手按置所伤之筋骨,使仍复于旧也……以手扪之,自悉其情,法之所施,使患者不知疾苦也,方称手法也。"这不仅明确了手法的定义,而且提出手法要使患者既不知其苦,又达到治疗的目的,即治疗手法须柔和。严隽陶根据"筋喜柔"的生理特点,由此提出的"柔疏筋"原则,既使患者"不知其苦",又符合医者手法操作的工效学。

膝骨关节炎部分患者表现为膝关节周围的肌肉痉挛,"筋"失去了柔韧性。这些"筋"的张力增高,多为疼痛引起,是一种慢性的反射性肌张力增高。临床实践发现,凡肌肉起止点两端受损伤引起疼痛时,该肌肉一定会出现保护性肌痉挛。早期的肌痉挛状态,对保护肌肉有利。根据韦伯综合征矛盾现象,即收缩状态的肌肉,适应拉力的反应能力增加,而松弛状态的肌肉,其适应拉力能力则下降。同时如果该肌肉一端或两端肌腱止点处已有损伤刺激存在,也迫使该块肌肉不断受伤害性刺激的激惹,使其处于痉挛状态。此外,膝关节周围软组织无菌性炎症的存在,产生疼痛也可以形成肌紧张和肌挛缩,这是炎症的结果,可概括为"痛则不松,不松则痛,因痛增挛,因挛增痛"。Mense在肌肉炎症模型中发现,长时间的疼痛作用可以改变脊髓后角神经元连接状态,增大疼痛接受区域范围,使神经元接收到更多的传入信号,从而有可能刺激脊髓后角 α 或 γ 神经元,导致肌张力的增高。柔和的手法,是指手法动作的稳柔灵活及力量的和缓,以使手法"轻而不浮,重而不滞",保持一定的节律。柔和手法如同一定频率振动作用于膝关节局部软组织肌梭,通过 γ 神经元环路从而降低肌张力,通过加快血液循环,促进乳酸代谢,使 Ca^{2+} 与肌钙蛋白的解离加快,神经兴奋性降低,缓解骨骼肌的痉挛。柔和的手法可以使气血畅通,通则不痛,可以振奋阳气,柔则养筋,诚如《素问·生气通天论篇》云:"阳气者,精则养神,柔则养筋。"

筋又具有一定的刚性。《灵枢·经脉》曰:"人始生,先成精,精成而脑髓生,骨为干,脉为营,筋为刚,肉为墙,皮肤坚而毛发长,谷入于胃,脉道以通,血气乃行。"作为五体之一的"筋",是构成和维持人体正常生理活动的重要结构之一。《素问·痿论篇》:"阳明者,五脏六腑之海,主润宗筋,宗筋主束骨而利机关也。"筋要发挥束骨的功能,除了要有柔的一面,还必须要有一定的张力即刚的一面。《素问·五脏生成论》:"诸筋者,皆属于节。"也就是说,筋具有连接和约束关节的作用,对关节运动至关重要。而要发挥利关节的作用,有需要"筋"具有"肉之力"即具有一定的肌力。据此,严隽陶提出"刚致强",即手法使"筋"恢复"筋为刚"的生理特性,从而发挥强有力的"束骨利关节"作用。

膝骨关节炎部分患者表现为膝关节周围肌肉的萎弱无力。有研究显示:下肢肌肉力量减弱,尤其是膝关节伸肌群之股四头肌肌力的下降是膝骨关节炎患者的一个特征性表现,同时膝骨关节炎患者的疼痛、关节功能与其膝关节伸肌肌力的关系更为紧密,疼痛是重要一环,"疼痛—关节功能—肌力"之间存在正相关关系。所以,手法柔和是对手法的基本要求,柔和并非无力,更非浮而施之,而是要"柔和为贵""柔刚相济,柔中透刚""柔和当先,刚透其中"。恰如《易经·系辞上》:"刚柔相推,而生变化。"在推拿手法施治的过程中,也存在着刚柔的相互转变,手法的运力应该是轻柔而扎实,刚强而灵巧。而且,手法的镇痛恰恰也需要刚柔相济的手法,原因在于轻重手法两者镇痛的效应有所不同。严隽陶指出,合理应用轻重不同手法所产生的治疗效应,可以显著提高慢性疼痛和急性疼痛的治疗效果。而手法镇痛作用的发挥,可以有效改善因疼痛引起的肌力抑制,从而提高膝关节周围肌肉的肌力。

综上而言,严隽陶提出的"柔疏筋,刚致强",无论是基于筋的生理特性还是与之相应的手法施治要求,都寓意刚柔相济,以柔为贵。

（四）点、线、面结合，特色手法施治

严隽陶认为，经络学说是推拿的核心指导理论。推拿临床应重视十二皮部与十二经筋理论的应用。推拿治疗是通过手法力作用于一定的部位或穴位，激发体表—内脏反应或体表—体表反应来达到治疗疾病目的。对于这种体表—内脏反应或体表—体表反应的规律认识，是经络学说的实质。十二皮部开、关、合三种状态反映的是皮部的作用，皮部有赖于经络气血的渗灌、营养，皮部的生理、病理变化又影响气血的运行。十二皮部和十二经筋体现了经络的原始面貌，经络可以看成是立体的、条状的实体。皮部与经筋受到外界刺激，同样激发经络反应，平衡阴阳，补虚泻实，调节气血输注而改变疾病的病理状态，促进转归。对于推拿治疗，经络的条块概念比穴位的点状概念更符合实际，手法操作不限于一点一穴，而是沿经脉、经筋、皮部的走向进行操作，临证将经络学说与有关的生理、解剖和病理等基础结合，具有点、线、面结合的操作特点。推拿膝骨关节炎，辨病有筋痹、骨痹的不同，从现代解剖学与病理学有累及髌骨关节、内侧胫股关节、外侧胫股关节的不同，辨筋有累及足三阴三阳经筋之别，手法施治宜点、线、面结合，所谓点主要指穴，线与面主要指皮部、经筋巡行线与面（包括膝关节周围软组织）。

对于膝骨关节炎推拿施治部位的点、线、面操作，严隽陶全面继承丁氏推拿流派的经典手法—指禅推法、㨰法以及用于膝痛的特色揉髌手法，并发挥到淋漓尽致。

一指禅推法操作时"循经络、推穴道""力透溪谷"。因此，除了对点的刺激外，还有对经脉、经筋之循行线的刺激。对于点的选择，严隽陶继承了王纪松"取穴五法"的临症原则，尤其推崇其中的局部取穴法以及要穴首取方法。又强调选取骨缝之间施治。《素问·骨空论篇》中指出："蹇膝伸不屈，治其楗。坐而膝痛，治其机。立而暑解，治其骸关。膝痛，痛及拇指，治其腘。坐而膝痛，如物隐者，治其关。膝痛不可屈伸，治其背内。连骱若折，治阳明中俞髎，若别，治巨阳少阴荥。淫泺胫酸，不能久立，治少阳之维，在外踝上五寸。"这段文献是后世不可或缺的膝痛经典指导理论，明确指出了针灸以及手法的局部以及首取的要穴，对于膝骨关节炎的推拿治疗尤为适用。推拿的穴位分布并不与针灸的穴位分布完全一致。针灸取穴多选取骨骼、肌肉所围成的凹陷处，称"宛宛中""陷者中"；推拿取穴，宜选肌腹隆起处或肌腱骨骼附着处，尤其重视骨缝之间。这样能发挥最大的经络感应,取得最好的疗效。结合肌肉生理学基础,感受肌肉张力、抑制运动纤维兴奋的肌梭感受器主要位于肌肉两端骨骼附着处,与临床软组织损伤的压痛点分布规律相一致。手法作用于肌肉两端骨骼附着处具有更好地缓解肌痉挛作用,为压痛点治疗提供依据,也符合《灵枢·经筋》"燔针劫刺,以痛为输,以知为数"的以痛为输治疗原则。无论是膝关节局部腧穴、膝痛要穴、阿是穴还是循经取穴,对这些腧穴的手法施治多以一指禅推法为主,以奏调和营卫、舒筋通络、活血化瘀、行气止痛之效。

而对于线、面的手法操作,临床更多的是使用㨰法。㨰法刺激面积较大,均匀柔和,深透性强,具有很好的行气活血效应,对肌紧张、肌痉挛有较好舒筋通络、缓解痉挛作用。有研究表明㨰法可以降低健康人膝腓肠肌静息状态的肌张力,但对健康人最大自主收缩状态下的肌肉组织顺应性没有明显的影响,认为手法降低了痉挛肌的兴奋性,抑制来自向心性的冲动,从而对 γ 系统产生抑制,提高关节肌腱移行附近高尔基膜器官的兴奋性,防止肌肉过度牵张,抑制了 α 和 γ 运动神经元反射。中医认为"不通则痛""不荣则痛",任何伤害性刺激都可以导致局部组织破坏,释放内源性致痛物质,致痛物质不断堆积,刺激周围神经末梢,产生疼痛。㨰法推拿能够舒筋通络,改善局部淋巴、血液循环,有利于致痛物质的转移,同时推拿能够产生类阿司匹林、β-内啡肽等止痛物质,到达止痛的效果。

特色揉髌手法以手掌握拿髌骨,以腕带掌缓缓揉动,以髌股关节间微微有热为度。有学者认为,揉髌手法可以有效松解膝关节周围软组织痉挛,使髌周粘连的软组织得以松解,从而降低骨内压。揉髌手法还能促进膝关节周围的血液循环,改善关节囊与滑膜的血供,促进膝关节腔内滑液的正常分泌,改善软骨组织代谢。戴七一等认为,揉髌手法主要目的在于尽量扩大髌骨的骨活动度、从而发挥伸膝装置的力学效益。而且可以减少或避免软骨面上力的不平衡传导,有利于改善髌股关节软骨的代谢及损伤修复。戴七通过实验研究表明,揉髌手法通过上调 Bcl-2 基因表达,下调 Bax 与 Fax 基因表达,而减少实验兔膝关节软骨细胞凋亡率。同时,揉髌手法还可明显促进兔膝关节软骨细胞增殖,提高增殖细胞核抗原表达率,降低软骨组织的退行性变。

(五) 功法易筋,强筋健膝

研究表明,大部分膝骨关节炎患者存在膝关节屈伸肌肌力下降以及拮抗肌平衡能力的下降。患者膝关节屈、伸肌肌力下降后，导致膝关节稳定性下降，从而导致胫股关节、髌股关节面应力分布异常，刺激产生膝关节的疼痛与软骨损伤，可造成骨关节活动减少，进而加剧肌力的下降。这样，在膝关节内外形成恶性循环，导致疾病日趋严重。

易筋经的功法名称最初见于明代天启年间的同名书《易筋经》，后世又称《内功图说》。现存最为完整的资料是清代后期周述官编撰的《增演易经洗髓内功图说》。"易筋经"外壮篇之十二势动作主要是通过一些特定的方法来锻炼身体，促进人体气血运行，并增强肢体的力量和改善人体各种组织器官的生理功能。《达摩易筋经》："俾筋挛者易之以舒，筋弱者易之以强，筋弛者易之以和，筋缩者易之以长，筋靡者易之以壮。"易筋经亦具有"使气清而平，平而和，和而畅达，能行于筋，串于膜，以致通身灵动，无处不行，无处不到，气至则膜起，气行则膜张，能起能张则膜与筋齐坚齐固矣"的功效。严隽陶带领研究团队开展的"易筋经防治老年骨骼肌减少症"研究表明，推拿功法易筋经习练能提高患者膝关节伸肌群肌力与膝关节稳定性，动态平衡能力，提高生活质量。易筋经习练，能提高骨骼肌总蛋白及 α 肌动蛋白含量、Ⅱ 型纤维的体积及比例，改变 α 肌动蛋白转录水平，提高肌力、增强完成动作能力。

主动运动可使膝部肌肉增强，对关节起支撑和保护作用，并可防止因废用发生的股四头肌萎缩。易筋经锻炼时，下肢桩势使股四头肌等长收缩，刺激膝关节周围肌肉本体感受器以增强肌力，同时微循环加快，促进营养及代谢，从而防止肌肉萎缩，消除肿胀，恢复关节功能。易筋经下肢桩势可使膝关节周围屈伸肌肌群均得到静力训练。静力训练是提高肌力的有效方法，静力训练是肌肉收缩时，肌肉起止点之间距离无变化，肌纤维长度不变化，关节不运动，但肌肉张力明显增高，经过锻炼可提高其收缩的效率并增强爆发力。研究显示，膝关节屈肌力量训练后，屈伸肌力都增加明显，伸肌力量训练后，伸肌力量增加明显，屈肌力量增加不大。膝骨关节炎患者通过易筋经锻炼，可以改善疼痛、关节僵硬以及日常关节活动能力。严隽陶同时强调应根据膝骨关节炎患者疾病严重程度的不同给予易筋经运动处方。

综上所述，严隽陶治疗膝骨关节炎的经验可以从"理、法、术"加以概括。即以"从筋论治"为理，"柔疏筋、刚致强"为法，"手法结合功法"为术。

严隽陶认为筋附着连缀于骨节之间，筋之坚韧有力而约束、联缀骨骼与肌肉,使整个躯体保持一定的位置形态和功能。人体肢体关节的屈伸、旋转活动,各种姿势的形成与转换,以及内脏的保护等都有赖于经筋的作用。推拿治疗更重视经筋理论在本病临床中的指导意义,应将中医经络学说中经筋的"束骨利关节"的功能特点,与现代生物力学的"蠕变"学说相结合。

"柔疏筋,刚致强"作为手法治则,指导膝骨关节炎的镇痛治疗。根据严隽陶主持的手法镇痛原理的动物实验和临床应用研究的结果,轻手法通过促进β-内啡肽的分泌,重手法通过应激反应的不同途径,合理应用轻重不同手法所产生的治疗效应,可以显著提高慢性疼痛和急性疼痛的治疗效果。经临床验证,有普遍意义。所以,"柔疏筋,刚致强"的第一层含义指的是轻重手法镇痛作用机制不同。筋喜柔亦为刚是其生理特性,指的是软组织的张力与肌力。膝骨关节炎患者膝关节周围肌群或为张力增高或为降低,而肌力多为疼痛性肌力抑制。因此,"柔疏筋,刚致强"的第二层含义指的是手法疗筋以"柔和为贵",柔以疏筋、柔以养筋;手法疗筋变"刚柔相济,柔中透刚",刚以强筋,刚以健筋;从而发挥强有力的"束骨利关节"作用。

对于膝骨关节炎的推拿治疗严隽陶在继承一指禅推拿、滚法推拿流派学术思想的基础上,进一步明确滚法推拿治疗,经络的条块概念比穴位的点状概念更符合实际,滚法操作不限于一点一穴,而是沿经脉、经筋、皮部的走向进行操作。临证将经络学说与有关的生理、解剖和病理等基础结合。膝骨关节炎一指禅推拿取穴"以痛为输",多选肌腹隆起处或肌腱骨骼附着处。这样能发挥最大的经络感应,取得最好的疗效。严隽陶结合肌肉生理学基础,认为感受肌肉张力、抑制运动纤维兴奋的肌梭感受器主要位于肌肉两端骨骼附着处,与膝痹的压痛点分布规律基本一致。手法作用于肌肉两端骨骼附着处具有更好的缓解肌痉挛作用,为压痛点治疗提供依据。同时也重视一指禅推拿大家朱春霆根据《素问·气穴论篇》:"肉之大会为谷,肉之小会为溪,肉分之间,溪谷之会,以行荣卫,以会大气。"提出的"溪谷"的重要性。在人体大关节为谷,小关节和肌肉交会之处为溪;溪谷的功能是行营卫、会大气,强调继承朱氏"力透溪谷、调和营卫"的一指禅特色,和营卫、通气血以宣痹。临证也善用揉髌手法与关节运动类手法如摇法、拔伸法等。

其次,将推拿手法和功法紧密结合,在深入研究传统导引的基础上,借鉴现代康复医学主动训练的特点,引入康复评定的理念和方法,改革长期来仅仅作为推拿从业人员自身锻炼的易筋经等功法,应用于肢体退行性变化的防治包括膝痹的防治。易筋经锻炼时练功人员呈屈膝半蹲状,此时股四头肌等长收缩,刺激肌肉本体感受器并且增强肌力,同时扩张微循环血管,营养及代谢加快,从而防止肌肉的萎缩,消除局部肿胀,从而恢复关节功能。主动运动使得膝部的肌肉增强,对关节起到支撑和保护的作用,并且可防止因废用而发生的股四头肌萎缩。传统的膝痹运动疗法中,注重对股四头肌群的锻炼,研究显示,膝关节屈肌力量训练以后,屈伸肌力明显增加,通过伸肌力量训练后,伸肌力量明显增加,屈肌力量增加不明显。易筋经的锻炼方法使膝关节周围的屈伸肌肌群均得到了静力训练。静力训练是提高肌力的有效方法,静力训练即肌肉收缩时,肌肉起止点之间距离无明显变化,肌纤维长度无变化,关节不运动,但是肌肉张力明显增高,经过锻炼可提高其收缩效率并明显增强爆发力。易筋经的目的是让锻炼者达到"缓节柔筋",从而改善膝痹患者的肌力与张力,最终改善疼痛、关节功能障碍,提高生活质量。

六、小儿腹泻

小儿腹泻是儿科常见病,仅次于呼吸道感染,我国 5 岁以下儿童每年有 3 亿~4 亿人次患腹泻。其病原有细菌、病毒、原虫等,以病毒为多见,尤其是轮状病毒。随着生活质量的提高及治疗方法的改进,小儿腹泻病死率已明显下降,但迁延性与慢性腹泻的治疗仍较为困难,该病治疗不当,常会出现营养不良、消化功能低下等,进而会影响小儿的生长发育。

目前,小儿腹泻以药物治疗为主,临床上滥用抗生素的现象仍十分严重,后果是造成小儿肠道菌群失调,破坏了肠道生态平衡,使腹泻迁延或加重,且可造成细菌耐药性的增加。

中医中药辨证治疗小儿腹泻有较好效果,但要取得患儿的配合较困难,往往采用灌服等强制措施,给患儿造成痛苦,剂量也难以准确,常影响临床疗效。

推拿治疗小儿慢性腹泻疗效确切,安全、无毒副作用,免去小儿的针药之苦,属绿色治疗方法。而且治疗方法简便,易于临床推广,为患儿造福。

（一）理论依据

小儿迁延性与慢性腹泻中医辨证为脾虚型腹泻,临床上以小儿久泻不止,或反复发作,大便稀薄,或呈水样,带有奶瓣或不消化食物残渣为特征。《景岳全书·泄泻》曰："泄泻之本,无不由于脾胃。"故中医学认为,久泻不愈,可导致脾胃虚弱。脾虚则脾运失司,胃弱则不能熟腐水谷,因而水反为湿,谷反为滞,清阳不升,乃致和污而下,成为脾虚泄泻。

推拿治疗小儿腹泻已是治疗常规之一,试验研究表明推拿能显著提高小儿小肠吸收功能,从而达到止泻的功效;捏脊能使消化液、消化酶分泌增加,并能调节机体酶活力,改善小肠吸收功能;动物实验也证实了在腹泻时,经过推拿,可以增加动物的体重、血红蛋白及使小肠损伤的黏膜、炎性细胞浸润及时修复,表明推拿手法有消炎止泻作用,进一步验证了推拿治疗小儿腹泻有特效。

(二)操作方法

1. 操作准备　推拿治疗床,推拿介质(葱姜汁等)。

2. 操作步骤　四步法(一补、二摩、三推揉、四捏)。

(1)补脾经,补大肠,各 500 次。小儿仰卧或坐位,医者以右手拇指螺纹面,着力于小儿拇指螺纹面,做顺时针方向旋转推摩称补脾经;再以拇指桡侧缘,着力于小儿示指桡侧缘,自指尖直推向指根处,称补大肠。

(2)摩腹,以逆时针方向摩动,5 min。小儿仰卧位,医者以手掌面附着于小儿腹部,绕脐周做逆时针方向的环形有节律的摩动,称摩腹。

(3)揉龟尾,推上七节骨,各 100 次。小儿俯卧位,医者以拇指端在小儿尾椎骨端的龟尾穴作揉法,称揉龟尾;再用拇指桡侧面或示、中二指面沿小儿第四腰椎(L_4)至尾椎骨端(长强)成一直线自下向上作直推,称推上七节骨。

(4)捏脊,5 次。小儿俯卧位,医者用拇指桡侧缘顶住背部脊柱皮肤,示、中指前按,三指同时用力提拿皮肤,双手交替捻动向前,沿脊柱从长强捏至大椎,称捏脊。捏脊一般捏 3~5 遍,每捏三下再将背脊皮提一下,称为捏三提一法。

3. 疗程　每日治疗 1 次,连续 5 日治疗为 1 个疗程。

4. 注意事项

(1)操作时手法应轻柔,并使用介质,如葱姜汁、滑石粉、薄荷汁、冬青膏等。用介质不仅有润滑作用,防止小儿皮肤破损,还有助于提高疗效。

(2)如在治疗期间患儿出现面色苍白,小便极少或无尿,眼眶凹陷,呕吐频繁,饮食难进,精神萎靡等症时,宜抓紧时机,配合中西药物治疗。

(3)治疗期间,小儿应食易消化和清淡之品,不食油腻食物。

（三）典型病例

吴某，男，11 个月。

初诊（2006 年 9 月 15 日）

［主诉］ 大便稀薄 2 月余。

［病史］ 其母代述：患儿 2 个月前因喂食不当，而出现大便稀薄，酸臭，日解 6～7 次，最多达每日 10 多次。外院儿科予抗生素及止泻剂治疗，腹泻症状好转。后复感风寒，腹泻反复发作至今，目前大便稀薄，带有奶瓣，每日 3～4 次，无明显酸臭，纳差，稍加辅食，则大便次数增多至每日 6～7 次，寐不安，小便可，无呕吐、发热。查体：体温（T）37.2℃（肛温），神清，精神可，面色欠华，无脱水貌，腹软，肛微红，舌淡红，苔薄腻，指纹淡红。大便常规：无异常。

［诊断］ 中医诊断：泄泻（脾虚证）；西医诊断：腹泄。

［推拿治疗］ 健脾止泄。予"四步推拿法"治疗。

二诊（2006 年 9 月 16 日）

次日来诊诉，当日即大便次数减少 1 次，便质略稠，胃纳改善，夜卧安。

经治疗 3 次后大便已成型，日行 1 次，嘱其巩固治疗 1 次，精神饮食均正常。1 个月后、3 个月后随访，未有复发。

第二节　手法解析与应用

严隽陶是国内最早对手法进行标准化研究的专家，同时，作为丁氏推拿流派的代表性传承人，对丁氏推拿流派主要手法的规范操作上有着深入的研究，部分手法的操作可以认定为是一种模式手法，可以为今后手法模式识别作为样板。

一、㨰法

1. **手法定义**　以手背面在施术部位进行不间断的往返滚动的手法。

2. **手法解析**　手指自然屈曲，小指、环指的掌指关节屈曲约达 90°，余指屈曲的角度则依次减小，如此则使手背沿掌横弓排列呈弧面，使之形成滚动的接触面。以第五掌指关节背侧附着于施术部位上，前臂主动做推旋运动，带动腕关节做较大幅度的屈伸和一定的旋转活动，使手背面偏尺侧部在施术部位上进行不间断的往返地滚动。每分钟操作 120～160 次。

54

3. 手法应用　擦法接触面广,适应部位无论肌肉丰厚或薄弱均可,多用于项、背、腰臀及四肢部。

二、一指禅推法

1. 手法定义　以拇指端或罗纹面着力于施术部位,通过前臂的往返摆动带动拇指做屈伸运动的手法。

2. 手法解析

(1)一指禅推法:肩、肘关节放松,拇指伸直,余指的掌指关节和指间关节自然屈曲,以拇指端或罗纹面着力于体表施术部位上,前臂做主动的横向摆动运动,带动拇指掌指关节或拇指指间关节做有节律的屈伸运动。每分钟操作120～160次。传统上,上述动作要求简述为"沉肩、垂肘、悬腕、指实、掌虚"。一指禅推法操作时,往往边推边根据临床需要沿一定的方向移动,要求摆动的频率较快而移动的速度较慢,称为"紧推慢移"。

(2)一指禅偏锋推法:拇指伸直并内收,余指掌指关节伸直,腕关节微屈,以拇指罗纹面桡侧偏锋部着力于施术部位,通过前臂主动的横向摆动,带动拇指掌指关节或拇指指间关节做屈伸运动。一指禅偏锋推法如果双手同时操作于头面部,称为蝴蝶双飞。

3. 手法应用　一指禅推法接触面小,刺激强度中、弱,如以指端操作,其接触面最小,易于施力,刺激相对较强,而如以罗纹面操作,则接触面相对较大,刺激亦相对较平和,两者多用于躯干部及四肢部的经络腧穴。

一指禅偏锋推法接触面小而窄、轻快柔和,多用于颜面部。

三、按法

1. 手法定义　以指、掌等部位按压施术部位的手法。

2. 手法解析

(1)指按法:以拇指端或罗纹面置于施术部位上,余四指张开,置于相应位置以支撑助力,腕关节悬屈,拇指掌指关节屈曲施力,做与施术部位相垂直的按压。当按压力达到所需的力量后,要稍停片刻,即所谓的"按而留之(参见清代张振鋆《厘正按摩要术》)",然后松劲撤力,再做重复按压,使按压动作既平稳又有节奏性。必要时,也可双手拇指重叠进行按压。

（2）掌按法：以单手或双手掌面置于施术部位，利用身体上半部的重量，通过上臂、前臂及腕关节传至手掌部，垂直向下按压，施力原则同指按法。操作时，也可双手掌重叠按压。

（3）肘按法：屈肘，以肘的尺骨上端及鹰嘴部为着力部位并可借用身体上半部的重量进行节律性的按压。

3. **手法应用**　指按法接触面积小，刺激较强，一般多用于面部，亦可用于肢体穴位；掌按法面积较大，沉实有力，舒缓自然，多用于背腰部、下肢后侧、胸部及上肢部。肘按法力大而刺激量大，可用于腰、臀、下肢肌肉丰厚处。

四、摩法

1. **手法定义**　用手指掌面或手掌在体表做环形运动的手法。

2. **手法解析**

（1）指摩法：手指自然伸直，示指、中指、环指和小指并拢，腕关节略屈，以示指、中指、环指及小指掌面着于施术部位，前臂做主动摆动，通过腕关节，带动手指在体表做环形运动。顺时针和逆时针方向均可，每分钟操作 100～120 次。

（2）掌摩法：手掌自然伸直，腕关节略背伸，将手掌平置于施术部位上，前臂做主动摆动，通过腕关节，带动手掌在体表做环形运动。顺时针和逆时针方向均可，每分钟操作 100～120 次。

3. **手法应用**　指摩法接触面较小，适用于颈项、面部、四肢等部位，而掌摩法接触面大，多适用于胸腹、腰背等部位。

五、推法

1. **手法定义**　以指、掌、拳或肘等着力于施术部位上，沿皮肤表面做单向直线或弧形推动的手法。

2. **手法解析**

（1）推法：以指、掌、拳或肘等置于施术部位上，保持均衡的压力，沿皮肤表面做单向直线或弧形推动。如果直接在皮肤上操作，需要涂抹介质（即用油、水、膏、粉等润滑物质作为中介后，再做手法操作），以下各种推法均要遵循这一要求。

（2）指推法：① 以拇指罗纹面或拇指罗纹面偏桡侧缘着力于施术部位上，

余四指置于对侧或相应的位置以固定助力,拇指保持一定的压力,沿皮肤表面做单方向的直线或弧线运动。② 以示、中二指并拢,或示指、中指、环指并拢后的罗纹面等部位着力于施术部位,腕关节伸直,依靠肘关节的屈伸带动手指运动,使手指掌面沿皮肤表面做单向直线推动。

(3)掌推法:以手掌掌面或手掌掌面掌根部着力于施术部位,手指伸直;以肘关节的屈伸运动,带动掌面沿皮肤表面做单方向的直线或弧线运动。

(4)拳推法:握拳,以示指、中指、环指和小指的近侧指间关节背侧着力于施术部位,以肘关节的屈伸运动,带动拳面沿皮肤表面做单方向的直线运动。

(5)肘推法:屈肘,以尺骨鹰嘴突起部着力于施术部位,以肩关节的屈伸运动为主,带动肘部,沿皮肤表面做单向直线推动。

3. 手法应用　指推法接触面小,推动距离短,施力柔中含刚,与摸诊结合易于查找小的病灶部位,并予操作治疗,故常用于足部、手部、项部和面部,亦可用于局部穴位;掌推法接触面大,推动距离长,力量柔和而沉实,多用于背腰部、胸腹部及四肢部。至于拳推法和肘推法,因施力刚猛,故一般只用于背部脊柱两侧及股后侧。

六、拿法

1. 手法定义　拇指与其余手指的掌面相对用力,捏住并提起皮肤和经筋等软组织的手法。

2. 手法解析

(1)拿法:腕关节适度放松,以单手或双手的拇指与其余手指掌面相对用力,捏住施术部位的皮肤等软组织,捏紧后将皮肤等软组织上提再慢慢放下,再捏紧、提起、放下,反复操作。操作时,所捏住的皮肤等软组织,在放下时不可完全放松,手要保持一定的紧张度捏住受术部位。双手拿两侧肩井时,往往交替操作,即一手提起,另一手放下。

(2)三指拿法:腕关节适度放松,以单手或双手的拇指与示、中二指掌面相对用力,捏住施术部位的皮肤等软组织,捏紧后将皮肤等软组织上提再慢慢放下,再捏紧、提起、放下,反复操作。操作时,所捏住的皮肤等软组织,在放下时不可完全放松,手要保持一定的紧张度捏住受术部位。

(3)五指拿法:腕关节适度放松,以单手或双手的拇指与其余四指掌面相对用力,捏住施术部位的皮肤等软组织,捏紧后将皮肤等软组织上提再慢慢放下,再捏紧、提起、放下,反复操作。操作时,所捏住的皮肤等软组织,在放下时不可完全放松,手要保持一定的紧张度捏住受术部位。

3. **手法应用**　三指拿法常用于颈项部及四肢部,五指拿法还可用于头部。

七、揉法

1. **手法定义**　以一定力按压在施术部位,带动皮下组织做环形运动的手法。

2. **手法解析**

(1) 鱼际揉法:肩部放松,屈肘成 120°～140°,肘部外翘,腕关节放松,呈微屈或水平状,以手的鱼际部着力于施术部位上,前臂做主动的横向摆动,使鱼际部环形运动,带动皮肤和皮下组织,每分钟操作 120～160 次。

(2) 掌根揉法:肘关节微屈,腕关节放松并略背伸,手指自然弯曲,以掌根部附着于施术部位上,前臂做主动运动,带动腕掌做小幅度的环形运动,使掌根部在施术部位上环形运动,带动皮肤和皮下组织,每分钟操作 120～160 次。

(3) 拇指揉法:以拇指罗纹面置于施术部位上,余四指置于其相对或合适的位置以助力,腕关节微屈或伸直,拇指主动做环形运动,带动皮肤和皮下组织,每分钟操作 120～160 次。

(4) 中指揉法:中指指间关节伸直,掌指关节微屈,以中指罗纹面着力于施术部位上,前臂做主动运动,通过腕关节使中指罗纹面在施术部位上做轻柔灵活的小幅度的环形运动,带动皮肤和皮下组织,每分钟操作 120～160 次。为加强揉动的力量,可以示指罗纹面搭于中指远侧指间关节背侧进行操作。指揉法还可以示指或示指、中指、环指并拢进行操作,前者称示指揉法,后者为三指揉法,其动作要领均同中指揉法。

3. **手法应用**　指揉法接触面小,力弱,适于头面部;鱼际揉法,适用于腹部、面部、颈项部及四肢部;掌根揉法面积较大,力沉稳适中,多用于背、腰、臀、躯干部。

八、摇法

1. **手法定义**　以关节为轴心,将肢体做被动环转运动的手法。

2. **手法解析**

(1) 摇颈：患者坐位，颈项部放松，医者立于其背后或侧后方。以一手扶按其头顶后部，另一手扶托于下颌部，两手协调运动，做环形摇转运动。

(2) 摇腰

1) 仰卧位摇腰法：患者仰卧位，两下肢并拢，屈髋屈膝。医者双手分按其两膝部；或一手按膝，另一手按于足踝部，两手臂协调用力，做环形摇转运动。

2) 俯卧位摇腰法：患者俯卧位，两下肢伸直。医者一手按压其腰部，另一手托抱住双下肢膝关节稍上方，两手臂协调施力，做环形摇转运动。

(3) 摇肩

1) 托肘摇肩法：患者坐位，医者立于其侧方。以一手按压于其肩关节上方以固定，另一手托握肘部，使其前臂搭放于医者前臂上，手臂部协调施力，使肩关节做中等幅度的环形摇转运动。

2) 握腕摇肩法：患者坐位，医者立于其对面。以一手扶按肩部以固定，另一手握腕部，使上肢外展。两手协调施力，做肩关节中等幅度的环形摇转运动。

3) 大幅度摇肩法：患者坐位或站立位，两上肢自然下垂并放松。医者于其前外方，两足前后开立呈前弓步。令其一侧上肢向前外上方抬起，以一手反掌托于其腕部，另一手扶压其上呈挟持状。将其上肢慢慢向前外上方托起，位于下方一手应逐渐翻掌，当上举至160°左右时，即可虎口向下握住其腕部。另一手随上举之势由腕部沿前臂、上臂外侧滑移至肩关节上方。略停之后，两手协调用力，使按于肩部的一手将肩关节略向下方按压并予以固定，握腕一手则略上提，使肩关节伸展。随即一手握腕摇向后下方，经下方至其前外方45°位稍停，此时扶按肩部，一手已随势沿其上臂、前臂滑落于腕部，呈两手挟持其腕部状。然后将其手臂上抬经医者胸前运转至初始位，此过程中握腕一手应逐渐变成手掌托腕，另一手则经其腕部的下方交叉滑移回返至其腕关节的上方。此为肩关节大幅度的摇转一周，可反复摇转数次。在大幅度摇转肩关节时，医者要配合脚步的移动，以调节身体重心。即当肩关节向上、向后外方摇转时，前足进一小步，身体重心在前；当向下、向前外下方摇转时，前足退一小步，身体重心后移。

(4) 摇肘：患者坐位，屈肘约45°。医者以一手托住其肘后部，另一手握住腕部，两手协调施力，使肘关节做环转摇动。

(5) 摇腕：患者坐位，掌心朝下。医者双手合握其手掌部，以两手拇指分按于腕背侧,余指端扣于手掌面两侧。两手臂协调用力,在稍牵引情况下做腕关节的环形摇转运动。亦可一手握其腕上部,另一手握其指掌部,在稍牵引的情况下做腕关节的摇转运动。

(6)摇髋:患者仰卧位,一侧下肢屈髋屈膝。医者一手扶按其膝部,另一手握其足踝部或足跟部。将髋、膝关节的屈曲角度均调整到 90°左右,然后两手臂协调用力,使髋关节做环转摇动。

(7)摇膝:患者俯卧位,一侧下肢屈膝。医者一手扶按股后部以固定,另一手握住足踝部,做膝关节的环转摇动。本法亦可在仰卧位情况下操作,即使被操作者下肢屈髋屈膝,以一手托扶其腘窝处,另一手握其足踝部,进行环转摇动。

(8)摇踝:患者仰卧位,下肢自然伸直。医者坐于其足端,用一手托握起足跟以固定,另一手握住足趾部,在稍用力拔伸的情况下,做踝关节的环转摇动。本法亦可在俯卧位情况下操作,即被操作者下肢屈膝约 90°,一手扶按足跟,另一手握住足趾部,两手协调施力,做踝关节的环转摇动。

3. 手法应用　适用于颈、腰与四肢关节。

第三节　特色诊疗技术

国家中医药管理局于 2011 年开始,对中医医疗技术进行了收集、分析和归类。其中推拿医疗技术的整理、验证工作由广东省中医院推拿科做前期准备,由岳阳医院推拿科牵头负责,各省市上百家单位参与了这一工作。根据孙武权和付国兵提出的初步分类意见,经过多轮专家论证,最终将推拿技术分为皮部经筋推拿技术、脏腑推拿技术、关节运动推拿技术、关节调整推拿技术、经穴推拿技术、导引技术、小儿推拿技术、器械辅助推拿技术和膏摩技术九大技术,其后又增加了捏脊技术和踩跷技术。根据国家中医药管理局的要求,岳阳医院推拿科成立了推拿医疗技术协作组,并分别指定相关单位负责一项或者两项技术。皮部经筋推拿技术由浙江中医药大学附属第三医院牵头,脏腑推拿技术由天津中医药大学第一附属医院牵头,关节运动推拿技术由云南省中医医院牵头,关节调整推拿技术和膏摩技术由岳阳医院牵头,经穴推拿技术由广东省中医院牵头,导引技术和小儿推拿技术由长春中医药大学附属医院牵头,器械辅助推拿技术由北京按摩医院牵头。在国家中医药管理局的组织下,协作组对推拿医疗技术进行了梳理,完成了各个技术的定义、操作方法、适应范围和禁忌证等的文字初稿。推拿技术的分类整理,对推拿学科的发展有一定的推动作用,使得推拿临床人员对之前分散的手法技术有了一个新的分类方式,即使之前有六大类分法,以及其后多种分类法。同时,给今后推拿技术分级管理打好了基础,便于按照现代医疗技术管理的方法对推拿技术进行质量和安全管理。当然,目前的推拿技术分类体系并非完美,还有待进一步完善,这是一个长期漫长的过程,但是不影响我们在这一分类基础上做好推拿的临床研究整理工作。在这以前,我们对老前辈主要是单纯从手法进行总结,这也是我们首次尝试从推拿技术分类的角度对严隽陶推拿手法技术进行分析。由于严隽陶临床上不以小儿推拿技术为重点,也没有按传统拜师方式跟师内功推拿前辈,有关小儿推拿技术和器械辅助推拿技术部分,就不展开论述了。

一、皮部经筋推拿技术

皮部经筋推拿技术是以按法、揉法、擦法、搓法等手法作用于全身各部体表,刺激皮部(包括皮肤、皮下组织)、经筋(包括筋膜、肌肉、韧带、关节囊等组织),使皮部受到良性刺激或使经筋张力发生改变的推拿医疗技术。皮部经筋推拿技术作用于皮部,有舒缓放松、镇静安神或有醒神兴奋、温通气血等功效,适应的病证包括内妇儿科疾病和运动前后;作用于经筋,有舒筋解痉、松解粘连、理筋活血等功效。适应的病证包括常见的骨伤科病证,也适用于运动按摩。

（一）基本操作方法

1. 搓法　关于搓法的操作要求,可以参照本章第二节,以下其他手法也是如此,本节不再赘述。搓法操作可以作用于皮部,也可以作用于经筋。实际临床上,搓法应用于经筋更常见。搓法是腕关节屈伸与前臂旋转复合运动的手法,如果要作用于皮部,为了作用比较表浅,力量不能太大,以前臂的旋转动作为主;如果要作用于经筋,必须达到一定的深度,力量适当加大,搓法操作时以腕关节的屈伸为主。在对经筋治疗时,除了力量和动作的变化,还需要注意手法操作的方向、时间、操作的面积的差异以及如何结合肢体运动等。一般搓法对经筋的作用类似碾压,是对经筋的一种延展,一方面起到加快血液循环的作用,另一方面,使得肌肉韧带等经筋组织延长、放松。实际操作中,搓法运动方向与经筋走行方向之间的关系有三种情况:平行、垂直或者呈一定角度。在垂直或者呈一定角度的情况时,㨰法对经筋的手法作用不仅仅是碾压,还有一些弹拨的力。由于经筋具有黏弹性物质的特性,㨰法对经筋放松作用的效果并非单纯依靠力量大小控制,力量大、时间短的㨰法刺激,有时反而使得肌肉组织收缩。为了达到较好的放松经筋的效果,增加作用时间比增加力量要有效得多。同时,时间较长的操作也会使得被操作部位温度上升,间接影响经筋的放松程度。㨰法的发明过程是一个尚未解开的谜,但是这样一个大面积的柔和刺激手法,的确在放松肌肉、刺激神经方面有不可替代的作用。更为神奇的是㨰法结合肢体被动运动的操作,这样的操作模式,使得经筋组织在运动中被反复刺激、碾压,可以快速地松解经筋。丁季峰创立的这类操作模式可以应用于各个运动部位,也启发、推动了国内按动推拿、动伸推拿之类手法操作技术的创立与发展。

2. 一指禅推法　一指禅推法可以作用于皮部,也可以作用于经筋。与㨰法类似,实际临床上,一指禅推法较多应用于经筋,当然更多是用于经穴推拿技术。一指禅推法如果要作用于皮部,一般是采用一指禅偏锋推法,接触面小而窄,速度轻快,力量柔和,多用于颜面部的皮部,起到安神镇静、舒缓疲劳的作用。一指禅推法的基本操作要求有"推穴道、走经络"一说,原则上是对在经脉上操作的要求。其实,对经筋也是如此,我们可以改为"推穴道、走经筋"。一指禅推法在作用于经筋时,穴道更多是指经筋的起止点、痛点等,并非一定在正经经穴;对经筋则是顺沿经筋走向进行操作,更多时候推的力的方向是垂直于经筋,走行的方向顺沿经筋的方向。在走的过程中,遵循黏弹性组织特性的基本原则,要求"紧推慢移"。也就是推拿必须累积一定的刺激时间,以达到放松经筋的作用。除非在操作时的目的是为了激活肌肉、刺激肌肉收缩,需要短时、大力的手法刺激。而由于一指禅推法接触面积较小的特点,对一些肌肉、筋膜激发点的刺激往往比㨰法更有优势,无论是缓解疼痛还是放松或是收缩肌肉。同时,由于一指禅推法手法的独特性,相比较简单的点、按一类的手法,更加省力,更能保护医师自己的关节。

3. 摩法　摩法是用手指掌面或手掌在体表做环形运动的手法。无论是指摩法还是掌摩法,多数还是作用在皮部。按压力量较大时可能会影响到经筋。多数情况下,可能和操作时间较长后温度提高产生的对经筋的间接作用。

4. 抹法　抹法是用拇指罗纹面或手掌掌面着力于施术部位,沿皮肤表面做任意方向移动的手法。

（1）指抹法：用拇指罗纹面着力于施术部位，沿皮肤表面做任意方向移动的手法。以单手或双手拇指罗纹面紧贴于施术部位上，余指置于相应的位置以固定助力，拇指主动运动，做上下或左右，直线往返或弧形曲线的移动。即或做拇指平推然后拉回，或做分推、旋推及合推，可根据施术部位的不同而灵活运用，但用力较推法为轻。如果直接在皮肤上操作，需要涂抹介质，其他各种抹法均要遵循这一要求。

（2）掌抹法：用手掌掌面着力于施术部位，沿皮肤表面做任意方向移动的手法。以单手或双手掌面紧贴于施术部位上，以肘关节的屈伸运动带动掌面，做上下或左右直线往返或弧形曲线的移动。

抹法多数还是作用在皮部，尤其在面部操作时。按压力量较大时可能会影响到经筋。在一些关节周围做的抹法对经筋的有一定的理筋作用。根据抹法的操作方向是否垂直经筋的走行方向，在对经筋作用效果上有些轻微的差异。

5. 拿法　拿法一般采用拇指与其余手指的掌面相对用力，捏住并提起皮肤和经筋等软组织。常规来说，拿法无论是三指拿法还是五指拿法，多数是作用到经筋。与拿法类似的捏法，尤其在脊柱操作时，被称为捏脊法时，一般是作用在皮部。五指拿法作用到头部，被称为拿五经时，也以作用到皮部为主。拿法一般作用在颈项部及四肢部，拿住经筋组织提起放松的过程中，力的作用方向垂直于经筋，是拉长经筋的过程，也是放松的过程。相对于同样垂直力的弹拨法，拿法的力量方向朝向无任何阻挡的空间，经筋更易被拉长。同搓法一样，拿法的时间长短对经筋放松也有同样的影响。五指拿法由于拿住的软组织较多，患者不易出现疼痛难忍的状况，比较容易放松。

6. 搓法　用双手掌面置于肢体两侧做交替搓动的手法称为搓法。操作时，用双手掌面置于肢体两侧做交替搓动的手法。以双手掌面置于施术部位两侧，令患者肢体放松，前臂与上臂部主动施力，做相反方向的较快速搓动，并同时做由上而下移动或上下往返运动。搓法具有明显的疏松肌筋、调和气血的作用。常用于四肢和胸胁部、背部，尤以上肢部应用较多，常作为推拿治疗的结束手法。由于较为柔和，刺激的靶位是在皮部，作用的目标却是经筋。对经筋的影响与夹持力的大小、来回运动的幅度、操作的时间等，有一定的关系。

7. 拨法　拨法是以拇指或肢体其他部位深按于施术部位，垂直肌束、肌腱或韧带走行方向进行单向或往返的推动的手法。也称为弹拨法。拇指拨法操作时,需要拇指伸直,以指端着力于施术部位,余四指置于相应的位置以助力,拇指下压至一定的深度,再做与肌纤维或肌腱、韧带成垂直方向的单向或来回推动。若单手指力不足时,亦可以双手拇指重叠进行操作。除拇指以外,也可用其他手指指端、指间关节的背侧或肘等部位施力。拨法主要作用于经筋,适用于全身各部位的肌肉、肌腱、韧带等组织。拨法是针对经筋的主要手法,或者说用力方向垂直于经筋走行方向的代表性手法,其他手法中有不少手法含有这一用力成分。比如一指禅推法,如果在一个较大的平面操作,可以看作是按法的连续操作;如果是在一个特征明显的经筋的一侧边缘上操作,推的方向垂直于经筋走行方向,也可以看作是拨法的连续操作。其他手法,比如擦法、拿法、揉法,也有类似的作用方向,我们就不一一分析了。与拨法对应的手法是推法,推法轻手法操作是作用于皮部,较重的手法可以作用到经筋,推法常常是沿着经筋走行方向操作,是通过碾压直接拉长经筋,很多手法中也含有这一用力成分。拨法在实际操作时常常是在按压手法基础上进行。在按压过程中,施以横向的力。为了更好地使深部经筋得到松解,我们往往可以把按压力分几档用,逐层深入。根据经筋组织黏弹性的特征,按压的速度一般是较为缓慢的。临床上常用的按揉手法,在作用于经筋组织时,有时揉法的旋转操作并不是唯一操作,拨法反而占了较多的成分。

在临床治疗的实际运用中,上述这些基本操作方法可以单独或复合运用,也可以选用属于皮部经筋推拿技术的其他手法,比如按法、揉法、擦法、推法、拍法、捏法、掐法、拧法、弹法、刮法、抖法等,视具体情况而定,不再一一展开讨论了。近年来,随着反复强调筋骨并重,推拿临床对经筋的治疗更加重视,这部分涉及很多前沿的研究,在此不做太多展开。需要关注的是,以往认为是关节运动或者关节调整类的手法,或者导引技术,其核心靶点也是经筋。比如,在许多推拿临床专家认为,屈伸类、拔伸类和扳动类的手法,其主要作用的靶位就是经筋,或者是说环绕关节周围的经筋,通过拉长经筋,间接影响到关节的位置。

(二) 常见疾病的皮部经筋推拿技术

1. 项痹病(颈型颈椎病) 枕颈部痛,颈活动受限,颈肌僵硬,有相应压痛点。X线片示:颈椎生理弧度在病变节段改变。

【治则治法】 活血止痛,舒筋通络。

【操作步骤】

(1) 患者俯卧位或坐位。

(2) 擦法操作于项背部配合颈部的屈伸、旋转和侧屈；擦法操作于肩部配合肩关节的上举、内收、后伸内旋、内外旋转等。

(3) 用一指禅推法或按法、揉法、弹拨法等手法操作于项背部及肩部手太阳经筋、足太阳经筋、足少阳经筋、手阳明经筋所行部位。

(4) 拿法操作于颈肩部，深沉和缓。

2. **腰痛病(腰肌劳损)** 患者有长期腰痛史，反复发作。一侧或两侧腰骶部酸痛不适。时轻时重，缠绵不愈。劳累后加重，休息后减轻。一侧或两侧骶棘肌轻度压痛，腰腿活动一般无明显障碍。

【治则治法】 舒筋通络，活血止痛。

【操作步骤】

(1) 患者俯卧位。

(2) 擦法操作于腰部足太阳膀胱经筋所行部位。

(3) 用按揉、弹拨法施于腰部足太阳膀胱经筋所行部位。

(4) 以擦法操作于腰部皮部，透热为度。

3. **漏肩风(肩关节周围炎)** 慢性劳损，外伤筋骨，气血不足复感受风寒湿邪所致。好发年龄在 50 岁左右，女性发病率高于男性，右肩多于左肩，多见于体力劳动者，多为慢性发病。肩周疼痛，以夜间为甚，常因天气变化及劳累而诱发，肩关节活动功能障碍。肩部肌肉萎缩，肩前、后、外侧均有压痛，外展功能受限明显，出现典型的"扛肩"现象。X 线检查多为阴性，病程久者可见骨质疏松。急性期可以采用皮部经筋推拿技术治疗。

【治则治法】 活血通络止痛。

【操作步骤】

(1) 患者坐位或卧位。

(2) 以柔和的擦法或按揉法操作于肩部。

(3) 以弹拨法、推法等手法操作于肩部手少阳经筋、手太阴经筋、手阳明经筋、手太阳经筋、手厥阴经筋所行部位。

(4) 以搓法、擦法操作于肩关节部位，透热为度。

4. **肌痹(背肌筋膜炎)** 外伤后治疗不当、劳损或外感风寒等引起，多发于老年人,好发于两肩胛之间。背部酸痛,肌肉僵硬发板,有沉重感,阴雨天及劳累后可使症状加重。背部有固定压痛点或压痛较为广泛。背部肌肉僵硬,沿骶棘肌行走方向常可触到条索状的改变,腰背功能活动大多正常。X线片检查无阳性征。

【治则治法】 理筋通络止痛。

【操作步骤】

(1) 患者俯卧位。

(2) 以柔和的㨰法或按揉法操作于胸背部。

(3) 以弹拨法、推法等手法操作于胸背部足太阳经筋所行部位。

(4) 以擦法操作于背部足太阳经筋所行部位,透热为度。

5. 坐臀风(臀上皮神经损伤) 患者有腰臀部闪挫扭伤史或慢性劳损史。多发生于中年以上患者。一侧腰臀部刺痛或酸痛,急性扭伤疼痛较剧,可有下肢牵扯样痛,但多不过膝,弯腰明显受限,在髂嵴最高点内侧 2～3 cm 处(即臀部外上象中点)压痛明显,局部可触到条索样硬结。

【治则治法】 理筋活血止痛。

【操作步骤】

(1) 患者俯卧位。

(2) 以柔和的㨰法或按揉法操作于患侧臀部。

(3) 以弹拨法、推法等手法操作于臀部足太阳经筋、足少阳经筋所行部位。

(4) 以擦法操作于臀部足太阳经筋、足少阳经筋所行部位,透热为度。

(三) 禁忌证

(1) 治疗部位皮肤有破损或有皮肤病。

(2) 有出血倾向或有凝血功能障碍。

(3) 有感染性疾病。

(4) 有肌腱断裂、骨折或脱位。

(四) 注意事项

(1) 注意手法力量的控制,不要对关节位置造成太大影响。

(2) 如果直接在皮部操作,需要辅助以推拿介质,以保护皮肤。

(3) 皮部经筋推拿技术主要适用于所治疗疾病的早期,如果不能改善症状,需要及时加用其他推拿技术。

二、脏腑推拿技术

脏腑推拿技术是以按法、揉法、摩法、振法等手法作用于胸腹部、头面部等脏腑对应的体表部位,使脏腑受到手法直接刺激的推拿医疗技术。具有和中理气、通腑散结、行气活血等功效。适应的病证主要包括内、妇、男科等病证,如胃脘痛、腹泻、痛经、消渴、头痛、眩晕等。

（一）基本操作方法

1. 按法　以指、掌等部位按压施术部位的手法。类似的名称或者操作有压法、点法等。严隽陶和沈国权合作编写的《汉英对照推拿手法图解》中根据王冰注《内经》的"抑按皮肉,捷举手足"一句,把手法分成两大类,抑按皮肉类的手法主要是除外运动关节类手法的所有手法,其中按法是最基础的手法,几乎所有抑按皮肉类的手法中都含有这一力学因素。按法有指按法和掌按法,还有其他部位的按法,指按法接触面积小,刺激较强,也可归属于点法,一般多用于头、面部,亦可用于肢体穴位;掌按法面积较大,沉实有力,舒缓自然,多用于腰背部、下肢部、胸腹部及上肢部。指按法一般通过刺激穴位,可以归类到经穴推拿技术。采用掌按法在腹部操作,由于流派不同,动作外在形态会有多种变化,但是真正影响手法效果的是按压的深度层次。理论上,按压到一定层次后会影响到血流速度和神经传导,进而影响相应器官的功能。这也是《内经》中"按之则血气散"或者"按之则热气至"在脏腑的体现。按法操作时,当按压力达到所需的力量后,要稍停片刻,即所谓的"按而留之(参见清代张振鋆《厘正按摩要术》)",然后松劲撤力,再做重复按压,使按压动作既平稳又有节奏性,这也是区别于点法的一个方面。

2. 点法　以指端或指间关节背侧垂直按压或冲击施术部位的手法。以拇指指端、中指指端、拇指指间关节背侧或示指指间关节背侧等部位着力于施术部位,垂直用力按压,使力向深部传导;或者,以拇指指端、中指指端等部位自施术部位上部,快速冲击施术部位。点法还可借用器具来操作,如点穴棒等。点法接触面小,刺激强,易于取穴,故适用于全身各部穴位。

3. 振法　以掌或指在体表施以振动的方法,称为振法,也称振颤法。分为掌振法与指振法两种。操作时,以掌面或示、中指罗纹面着力于施术部位或穴位上,注意力集中于掌部或指部。掌、指及前臂部静止性用力或者通过屈伸肌群的快速交替收缩,产生较快速的振动波,使受术部位或穴位有被振动感,或有时出现温热感。以指掌部自然压力为度,不施加额外压力。注意力要高度集中在掌指部。古有"意到气到""意气相随""以意领气"之说。振法以温补为主,以通调为辅,多用于阳虚气弱之证。指振法接触面小,振力集中,适于全身各部腧穴;掌振法接触面大,振力相对分散,适于头顶部、胃脘部、小腹部。振法可以用于胃下垂、胃脘痛、头痛、失眠、咳嗽、气喘、形寒肢冷、腰痛、痛经、月经不调等病症。

在临床治疗的实际运用中,上述这些基本操作方法可以单独或复合运用,也可以选用属于脏腑推拿技术的其他手法,比如揉法、摩法、推法(含一指禅推法)、扪法、拿法、插法、搓法、抹法等,视具体情况而定。丁氏推拿流派中,脏腑疾病的推拿治疗主要是依靠一指禅推法在胸腹部的操作。一指禅推法在腹部操作时,还有改良的推摩法,使得手法更加丰富。

(二)常见疾病的脏腑推拿技术

1. 痛经(原发性痛经) 系由情志所伤,六淫为害,导致冲任受阻;或因素体不足,胞宫失于濡养,导致经期或经行前后呈周期性小腹疼痛的月经病。经期或经行前后小腹疼痛,痛及腰骶,甚则昏厥,呈周期性发作。好发于青年未婚女子。排除盆腔器质性疾病所致腹痛。

【治则治法】 通调气血。

【操作步骤】

(1)患者仰卧位。

(2)用摩法操作于腹部,以顺时针方向为宜。

(3)用掌按法、振法等手法操作于小腹部。

(4)用指按法或点法在气海、关元穴治疗。

(5)患者俯卧位。

(6)用按法或点法等手法操作于腰部脊柱两旁及骶部。

(7)以擦法操作于腰骶部,透热为度。

2. 胃脘痛 胃脘痛系因胃气郁滞,气血不畅所致。临床以上腹部近心窝处经常发生疼痛为主症。胃脘部疼痛,常伴痞闷或胀满、嗳气、泛酸、嘈杂、恶心呕吐等症。发病常与情志不畅、饮食不节、劳累、受寒等因素有关。

【治则治法】 理气止痛。

【操作步骤】

（1）患者仰卧位。

（2）用轻柔的摩法、按法或一指禅推摩法在胃脘部治疗。

（3）按揉法或一指禅推法操作于中脘、气海、天枢等穴。

（4）用振法操作于腹部。

（5）用搓法操作于胁肋部。

（三）禁忌证

（1）严重的心脑血管疾病。

（2）脏器有出血倾向或疑有出血。

（3）肿瘤或感染。

（4）女性经期或妊娠期。

（四）注意事项

（1）手法柔和，按压时要与患者呼吸配合，避免不适。

（2）脏腑推拿技术常常与经穴推拿技术配合使用。

三、关节运动推拿技术

关节运动推拿技术是以屈伸法、摇法等手法作用于关节，使关节在生理运动极限范围内做屈伸、旋转等运动的推拿医疗技术。具有舒筋通络、滑利关节的功效，适用于全身各关节，适应的病证包括常见的骨伤科病证，如关节粘连、错缝，肌肉痉挛等。

（一）基本操作方法

1. 摇法　以关节为轴心，将肢体做被动环转运动的手法。包括颈部摇法、腰部摇法、肩关节摇法、肘关节摇法、腕关节摇法、指关节摇法、髋关节摇法、膝关节摇法和踝关节摇法。摇法需要注意运动的幅度，不能超出生理极限。

2. 屈伸法　屈伸关节的手法。

（1）伸肩法：医者半蹲作骑马势，站于患者侧方，将患肢放于医者颈后，使其肘部恰好搭于医者肩上。医者两手围抱患者肩部，稍用力下压肩关节，缓缓地站起，根据患者肩关节可能外展和前屈的程度，保持在一定的高度，持续 2～3 min，再放松，然后逐渐增大幅度，反复进行，3～5 次即可。

（2）伸肘法：患者与医者相对而坐。医者用一手托住患肢肘部，并将患肢的手夹于医者腋下,另一手按住患者的肩部,然后作推肩、抬肘动作,使患肢肘关节伸直。

(3)伸膝法:患者取仰卧位,两下肢伸直放松。医者站于患侧,以一手托住患肢小腿,使其小腿搁在医者前臂上,另一手夹住其膝关节上方,使患肢做屈膝屈髋运动,然后医者两手协同用力抬肘做伸膝运动,即托扶小腿之手,做抬肘动作,置于膝关节之手做向后推膝动作,使其膝关节伸直,并同时使患肢上举。患肢上举的幅度,根据病情以及患者能忍受的程度为度。

(4)伸髋法:患者侧卧位,患侧在上,医者站于其身后。一手握住患侧之踝部,另一手按于其腰部,然后两于协同用力,将患肢向后牵拉,置于腰部之手同时向前推按,似拉弓状,如此一拉一放,可重复操作数次。

(5)单屈髋法:患者仰卧位,医者站于患肢侧方,用一手握住患肢的下端(踝关节的上方),另一手捏住其足跟部,使患肢屈膝屈髋,然后医者两手同时用力,使其髋、膝、踝关节同时屈曲,并尽量使患肢大腿贴近其腹部。

(6)双屈髋法:患者仰卧位,医者一手托住其两足跟部,另一手扶住其膝关节前方,使两侧膝、髋关节做屈伸动作,达到一定限度后,术者可小幅度反复多次地推压膝部,逐渐加大屈髋的角度,使其大腿尽量贴近腹部。

(7)屈膝法:患者取俯卧位,医者站于患肢侧面,用一手握住其小腿的下端,另一手抓住其跖趾部,然后使膝关节逐渐屈曲,增大弯曲的角度。或用一手前臂垫置于膝关节后侧(腘窝部),另一手握住患肢踝关节上部,然后做屈膝屈髋运动,达最大限度时,垫置膝后之手向前推压膝关节,另一手用力下压小腿,做膝关节屈曲动作。

在临床治疗的实际运用中,上述这些基本操作方法常常在皮部经筋推拿技术施用后使用,可以单独或复合运用,视具体情况而定。幅度要求由小到大,但不超过其生理运动极限范围。

(二)常见疾病的关节运动推拿技术

1. 踝关节伤筋(踝关节扭伤)　患者有明确的踝部外伤史。损伤后踝关节即出现疼痛,局部肿胀,皮下瘀斑,伴跛行。局部压痛明显,若内翻扭伤者,将足做内翻动作时,外踝前下方剧痛;若外翻扭伤者,将足做外翻动作时,内踝前下方剧痛。X线摄片检查未见骨折。损伤早期通过对症处理,减轻肿胀、缓解疼痛。后期需要通过相应治疗改善关节运动功能,一般采用关节运动推拿技术。

【治则治法】 理筋通络,滑利关节。

【操作步骤】 患者仰卧位,下肢自然伸直。医者坐于其足端,用一手托握起足跟以固定,另一手握住足趾部,在稍用力拔伸的情况下,做踝关节的环转摇动。

2. 桡骨远端骨折后康复 有外伤史,多为间接暴力所致。伤后腕关节周围肿胀,疼痛,前臂下端畸形,压痛明显,腕臂活动功能障碍。X线摄片检查可明确诊断。桡骨远端骨折包括向背侧移位的 Colles 骨折、背侧移位的 Barton 骨折、向掌侧移位的 Smith 骨折、掌侧 Barton 骨折和 Chauffeur 骨折。在去除固定后,在骨科相关治疗的同时,需要通过关节运动推拿技术促进腕关节恢复关节功用。

【治则治法】 理筋通络,滑利关节。

【操作步骤】

(1)摇腕:患者坐位,掌心朝下。医者双手合握其手掌部,以两手拇指分按于腕背侧,余指端扣于手掌面两侧。两手臂协调用力,在稍牵引情况下做腕关节的环形摇转运动。

(2)屈伸腕关节:患者坐位,掌心朝下。医者双手合握其手掌部,以两手拇指分按于腕背侧,余指端扣于手掌面两侧。两手臂协调用力,在稍牵引情况下做腕关节的屈伸运动。

(三)禁忌证

(1)关节脱位或骨折。

(2)关节炎症、肿瘤、结核。

(3)软组织撕裂或断裂。

(四)注意事项

(1)注意关节运动范围的控制,不要有超生理运动范围的运动。

(2)对于活动范围受限的关节,治疗时注意要逐步增加关节运动范围。

(3)皮部经筋推拿技术常常在关节运动推拿技术之前使用,可以增加安全性和有效性。

四、关节调整推拿技术

关节调整推拿技术是以按压法、拔伸法、扳法等手法作用于关节,调整关节周围组织张力、关节位置、肢体力线,改善或恢复关节功能状态,或使关节位置恢复正常的推拿医疗技术。具有舒筋通络、滑利关节、整复错位、松解粘连的功效。

适用于全身各部关节,适应的病证包括常见的骨伤科病证和脊柱相关疾病等。

(一)基本操作方法

1. 拔伸法 固定关节或肢体的一端,沿纵轴牵拉另一端的手法。

(1)颈椎拔伸法

1)颈椎掌托拔伸法:患者坐位,医者立于其后方。以双手拇指端及罗纹面分别顶抵住其枕骨下方的两侧风池穴处,两掌分置于两侧下颌部以托挟助力,两小臂置于其两侧肩上部的肩井穴内侧。两手臂部协调用力,即拇指上顶,双掌上托,同时前臂下压,缓慢地向上拔伸1～2 min。

2)颈椎肘托拔伸法:患者坐位,医者立于其侧方。以一手扶于其枕后部以固定助力,另一侧上肢的肘弯部托住其下颌部,手掌则扶住对侧头顶以加强固定。两手协同用力,向上缓慢地拔伸1～2 min。颈椎拔伸亦可在患者仰卧位时操作。医者置方凳坐患者头端,一手扶托其枕后部,另一手托于其下颌部,两手协调施力,水平方向向其头端拔伸。

(2)肩关节拔伸法

1)肩关节对抗拔伸法:患者坐位,医者立于其侧方。以两手分别握住其腕部和前臂上段,将肩关节外展45°～60°位时逐渐用力牵拉,同时嘱其身体向对侧倾斜或有助手协助固定其身体上半部,以与牵拉之力相对抗,持续拔伸1～2 min。

2)肩关节手牵足蹬拔伸法:患者仰卧位,医者置方凳坐于其肩关节拔伸一侧的身侧。以近其身侧下肢的足跟部置于其腋窝下,双手分别握住其腕部和前臂部,将其上肢外展约20°,医者身体后倾,手足及身体协调相反施力,对肩关节作对抗牵引,持续一定时间后,再内收、内旋其肩关节。

(3)肘关节拔伸法:患者坐位,医者位于其侧方。将其上肢置于外展位,助手两手握住其上臂上段以固定,医者一手握其腕部、另一手握其前臂下段进行拔伸。

(4)腕关节拔伸法:患者坐位,医者位于其侧方。以一手握住其前臂中段,另一手握其手掌部,两手对抗施力进行拔伸。

(5)腰椎拔伸法:患者俯卧位,双手抓住床头或助手固定其肩部,医者立于其足端。以双手分前握住其两下肢足踝部,身体宜后倾,逐渐向其足端拔伸。

(6)髋关节拔伸法:患者仰卧位,医者立于其侧方,助手以双手按于其两髂前上棘以固定。将其一侧下肢屈髋屈膝,医者以一手扶于膝部,另一侧上肢屈肘以前臂部托住其腘窝部,胸胁部抵住其小腿。两手及身体协调施力,将其髋关节向上拔伸。

(7) 膝关节拔伸法:患者仰卧位,医者立其足端,助手以双手合握住其一侧下肢股部中段以固定。医者以两手分别握住其足踝部和小腿下段,身体后倾,向其足端方向拔伸膝关节。

(8) 踝关节拔伸法:患者仰卧位,医者立其足端。以一手握其小腿下段,另一手握住跖趾部,两手对抗用力,持续拔伸踝关节。

2. 扳法 医者用一手固定住施术关节的近端,另一手作用于关节的远端,然后双手作相反方向或同一方向用力,使关节慢慢被动活动至有阻力时,再做一短促的、稍增大幅度的、有控制的、突发性的扳动。

(1) 胸背部扳法

1) 扩胸牵引扳法:患者坐位,两手十指交叉扣住并抱于枕后部,医者立其后方。以一侧膝部抵住其背部胸椎病变处,两手分别握扶住两肘部。先嘱其做前俯后仰运动,并配合深呼吸。即前俯时呼气,后仰时吸气。如此活动数遍后,待身体后仰至最大限度时,将两肘部向后方做一短促的拉动,同时膝部突然向前顶抵,常可听到"喀"的弹响声。

2) 胸椎对抗复位法:患者坐位,两手抱于枕后部并交叉扣住,医者立其后方。两手臂自其腋下伸入并握住其两前臂下段,一侧膝部抵顶病变胸椎棘突处。然后握住前臂的两手用力下压,两前臂则用力上抬,使颈椎前屈并将其脊柱向上向后牵引,而抵顶病变胸椎的膝部也同时向前向下用力,与前臂的上抬形成对抗牵引。持续牵引片刻后,两手、两臂与膝部协同用力,做一短促的扳动,常可闻及"喀"的弹响声。

3) 扳肩式胸椎扳法:患者俯卧位,全身放松,医者立于其患侧。一手以掌根抵住病变胸椎的棘突旁,另一手扳住对侧肩前上部,将其肩部扳向后上方,两手协调,作相对抗作用力,当遇到阻力时,略停片刻,随即做一短促的扳动,常可闻及"喀"的弹响声。

(2) 腰部斜扳法:患者侧卧位,在上一侧的下肢屈髋屈膝,在下一侧的下肢自然伸直。医者站在其面向侧的床边,以位于患者头向侧的肘或手抵住其肩前部,另一肘部或手抵于其臀部,两肘或两手做相反方向协调施力。施术时,应先做数次腰部小幅度的扭转活动,即按于肩部的肘或手同按于臀部的肘或手同时施用较小的力使其肩部向后方、臀部向前方按压,一压一松,使腰部形成连续的小幅度扭转而放松。待腰部完全放松后,再使腰部扭转至有明显阻力位时,略停片刻,然后做一短促的扳动,常可闻及"喀"的弹响声。

(3) 肩关节扳法

1) 肩关节外展扳法:患者坐位,医者半蹲于侧。将患者手臂外展 45°左右,然后将其肘关节上方处搁置于一侧肩上,以两手从其肩部两侧扣住锁紧。医者缓缓立起,使其肩关节外展,至有阻力时,略停片刻,医者双手与身体及肩部协同施力,做一肩关节外展位增大幅度的扳动。

2) 肩关节内收扳法:患者坐位,一侧手臂屈肘置于胸前,手搭扶于对侧肩部,医者立于其身体后侧。以一手扶按于其肩部以固定,另一手托握于肘部并缓慢地向对侧胸前上托,至有阻力时,做一增大幅度的内收位的扳动。

3) 肩关节旋内扳法:患者坐位,一侧上肢的手与前臂屈肘置于腰部后侧,医者立于其侧后方。以一手扶按其肩部以固定,另一手握住其腕部将其小臂沿其腰背部缓缓上抬,以使其肩关节逐渐内旋,至有阻力时,做有控制的上抬其小臂动作,以使其肩关节产生内旋位的扳动。

4) 肩关节上举扳法:患者坐位,两臂自然下垂,医者立于其后方。以一手握住其一侧上肢的前臂下段,并自前屈位或外展位缓缓向上抬起,至 120°～140°时,以另一手握住其前臂近腕关节处。两手协调施力,向上逐渐拔伸牵引,至有阻力时,做一有控制的向上方向扳动。

(4) 肘关节扳法:患者仰卧位,一侧上肢的上臂平放于床面,医者置方凳坐于其侧。以一手托握其肘关节上部,另一手握住前臂远端,先使肘关节做缓慢的屈伸活动,然后视其肘关节功能障碍的具体情况来决定扳法的施用。如系肘关节屈曲功能受限,则在其屈伸活动后,将肘关节置于屈曲位,缓慢地施加压力,使其进一步屈曲,向功能位靠近。当遇到明显阻力时,以握前臂一手施加一个稳定而持续压力,达到一定时间后,两手协调用力,做一个短促的扳动。如为肘关节伸直功能受限,则向反方向依法扳动。

(5) 腕关节扳法

1) 屈腕扳法:患者坐位,医者立于其对面。以一手握住前臂下端以固定,另一手握住指掌部,先反复做腕关节的屈伸活动,然后将腕关节置于屈曲位加压,至有阻力时,做一短促的扳动,可反复为之。

2)伸腕扳法:患者坐位,医者立其对面。以两手握住指掌部,两拇指按于腕关节背侧,先做拔伸摇转数次,然后将腕关节置于背伸位,不断加压背伸,至有阻力时,做一稍增大幅度的扳动,可反复为之。

(6)髋关节扳法

1)屈髋屈膝扳法:患者仰卧位,一侧下肢屈髋屈膝,另一侧下肢自然伸直,医者立于其侧。以一手按压伸直侧下肢的膝部以固定,另一手扶按屈曲侧的膝部,前胸部贴近其小腿部以助力。两手臂及身体协调施力,将屈曲侧下肢向前下方施压,使其股前侧靠近胸腹部,至最大限度时,可略停片刻,然后做一稍增大幅度的加压扳动。

2)髋关节后伸扳法:患者俯卧位,医者立于其侧。以一手按于其一侧臀部以固定,另一手托住其同侧下肢的膝上部,两手协调用力,使其髋关节尽力过伸,至最大阻力位时,做一增大幅度的快速过伸扳动。

3)"4"字扳法:患者仰卧位,将其一侧下肢屈膝,外踝稍上方的小腿下段置于对侧下肢的股前部,摆成"4"字形,医者立于其侧。以一手按于屈曲侧的膝部,另一手按于对侧的髂前上棘处,两手协调用力,缓慢下压,至有明显阻力时,做一稍增大幅度的快速的下压扳动。

4)髋关节外展扳法:患者仰卧位,医者立于其侧方。以一手按于其对侧下肢的膝部以固定,另一手握住其靠医者侧的下肢小腿部或足踝部,两手及身体协调用力,使其该侧下肢外展,至有明显阻力时,做一稍增大幅度的快速扳动。

5)直腿抬高扳法:患者仰卧位,双下肢伸直,医者立于其侧方。助手站在其对侧方,以双手按于其一侧膝部固定。医者将其近身一侧的下肢缓缓抬起,待其小腿抬高至医者肩部时,肩将其膝部抵住,两手将其膝关节上部锁紧、扣住。肩部与两手臂协调用力,再将其逐渐上抬,使其在膝关节伸直位的状态下屈髋,当遇到明显阻力时,略停片刻,然后做一稍增大幅度的快速扳动。为加强对腰部神经根的牵拉,可在其下肢上抬到最大阻力位时,以一手握足掌前部,突然向下拉扳,使其踝关节尽量背伸。对于患侧下肢直腿抬高受限较轻者,可以一手下拉前足掌,使其踝关节持续背伸,另一手扶按膝部以保证患肢的伸直,然后进行增大幅度的上抬。坐骨神经痛急性期疼痛明显者慎用。

(7) 膝关节扳法

1) 膝关节伸膝扳法：患者仰卧位，医者立于其侧方。以一手按于其一侧下肢膝部，一手置于其小腿下端后侧，两手相对协调用力，至有阻力时，做一稍增大幅度的伸膝扳动。

2) 膝关节屈膝扳法：患者俯卧位，医者立于其侧方。以一手扶于股后部以固定，另一手握住足踝部，使其膝关节屈曲，至阻力位时，做一增大幅度的快速下压。膝关节扳法亦可一手抵按膝关节内侧或外侧，另一手拉足踝部，向其内侧或外侧进行扳动。

(8) 踝关节扳法

1) 踝关节背伸扳法：患者仰卧位，两下肢伸直，医者置方凳坐于其足端。以一手托住其足跟部，另一手握住其跖趾部，两手协调用力，尽量使踝关节背伸，至有明显阻力时，做一增大幅度的背伸扳动。

2) 踝关节跖屈扳法：患者仰卧位，两下肢伸直，医者置方凳坐于其足端。以一手托足跟部，另一手握住跖趾部，两手协调用力，尽量使踝关节跖屈，至有明显阻力时，做一增大幅度的跖屈扳动。踝关节扳法还可一手握足跟，另一手握足跗部，进行内翻或外翻扳动。

关节调整推拿技术种类繁多，在临床治疗的实际运用中，上述这些基本操作方法常常在皮部经筋推拿技术施用后使用，可以单独或组合运用，也可以选用属于关节调整推拿技术的其他手法，比如按压法（含交叉按压、冲击按压等）、脊柱微调手法、端提法、旋提法、背法、牵扳法等，视具体情况而定。严隽陶认为，丁氏推拿流派传统上在关节调整手法上并不擅长，临床上多采用拔伸类操作。

(二) 常见疾病的关节调整推拿技术

1. 腰痛病（腰椎间盘突出症）　患者有腰部外伤、慢性劳损或受寒湿史。大部分患者在发病前有慢性腰痛史。常发生于青壮年。腰痛向臀部及下肢放射，腹压增加（如咳嗽、喷嚏）时疼痛加重。脊柱侧弯，腰生理弧度消失，病变部位椎旁有压痛，并向下肢放射，腰活动受限。下肢受累神经支配区有感觉过敏或迟钝，病程长者可出现肌肉萎缩。直腿抬高或加强试验阳性，膝、跟腱反射减弱或消失，蹈趾背伸力减弱。X 线摄片检查：脊柱侧弯，腰生理前凸消失，病变椎间盘可能变窄，相邻边缘有骨赘增生。CT 检查可显示椎间盘突出的部位及程度。

【治则治法】　舒筋通络，理筋整复，活血化瘀。

【操作步骤】

（1）解除腰臀部肌肉痉挛。患者俯卧位，医者以轻柔的滚法、按法操作于患侧腰臀及下肢。

（2）腰椎拔伸法。患者双手抓住床头或助手固定其肩部，医者立于其足端。以双手分前握住其两下肢足踝部，身体宜后倾，逐渐向其足端拔伸。

（3）腰部斜扳法。患者侧卧位，医者施以腰部斜扳法。

（4）促使损伤的神经恢复功能。医者沿患者受损伤神经支配区域施用揉法、按法、点法、揉法、拿法等手法。

【特别提示】 治疗期间，患者宜卧硬板床休息，并注意腰部保暖；腰椎间盘突出症中央型，推拿治疗操作时宜慎重；治疗腰椎间盘突出症诊断要明确。

2．肩凝症（肩关节周围炎） 慢性劳损，外伤筋骨，气血不足复感受风寒湿邪所致。好发年龄在50岁左右，女性发病率高于男性，右肩多于左肩，多见于体力劳动者，多为慢性发病。肩周疼痛，以夜间为甚，常因天气变化及劳累而诱发，肩关节活动功能障碍。肩部肌肉萎缩，肩前、后、外侧均有压痛，外展功能受限明显，出现典型的"扛肩"现象。X线检查多为阴性，病程久者可见骨质疏松。

【治则治法】 松解粘连，滑利关节，活血通络，化瘀止痛。

【操作步骤】

（1）患者坐位，先施以皮部经筋推拿技术。

（2）患者坐位，施以肩关节对抗拔伸法。

（3）患者仰卧位，施以肩关节手牵足蹬拔伸法。

（4）患者坐位，施以肩关节外展扳法。

（5）患者坐位，施以肩关节内收扳法。

（6）患者坐位，施以肩关节旋内扳法。

（三）禁忌证

（1）关节炎症、肿瘤、结核。

（2）关节骨折、脱位。

（3）关节周围软组织出血、水肿，韧带、肌肉撕裂或断裂。

（4）严重的骨质疏松。

（四）注意事项

（1）关节调整推拿技术有一定的难度，在临床应用时应优先考虑手法的安全性。手法操作前的诊断应以影像学资料作为参考。

（2）关节调整一定顺势而为，不要暴力拉伸及推扳。

（3）患者同时应该配合功能锻炼，以保持关节稳定。

（4）皮部经筋推拿技术常常与关节调整推拿技术配合使用。

五、经穴推拿技术

经穴推拿技术是以按法、点法、推法等手法作用于经络腧穴，起到推动经气、调节脏腑功能的推拿医疗技术，具有推动经气运行、调节脏腑功能的作用。适应的病证包括推拿科各种适应证，也用于保健按摩。

（一）基本操作方法

1. 一指禅推法　丁氏推拿流派主要依靠一指禅推法在穴位上操作达到经穴推拿的目的。通过紧推慢移、走经络推穴道，产生连续不断的持续压力，让穴位得到足量的刺激。

2. 揉法　揉法是以一定力按压在施术部位，带动皮下组织做环形运动的手法。经穴推拿技术中，更多是以指揉法体现。揉法往往与按法结合，在一定的压力下进行揉动。部分流派还通过旋转方向的变化达到补泻的不同。

3. 点法　部分地区的点穴技术由于冲击力量很大，对经穴的刺激非常强烈，可以用于治疗截瘫、偏瘫和脑瘫。

在临床治疗的实际运用中，上述这些基本操作方法可以单独或复合运用，也可以选用属于经穴推拿技术的其他手法，比如按法、点法、弹拨法、叩击法、拿法、掐法等，视具体情况而定。

（二）常见疾病的经穴推拿技术

1. 痛经（原发性痛经）　系由情志所伤，六淫为害，导致冲任受阻；或因素体不足，胞宫失于濡养，导致经期或经行前后呈周期性小腹疼痛的月经病。经期或经行前后小腹疼痛，痛及腰骶，甚则昏厥，呈周期性发作。好发于青年未婚女子。排除盆腔器质性疾病所致腹痛。

【治则治法】　通调气血。

【操作步骤】

（1）患者仰卧位，一指禅推法或揉法操作于气海、关元穴。

（2）患者俯卧位，以一指禅推法、按法、揉法或点法操作于腰部肝俞、肾俞、命门、八髎穴诸穴。

（3）患者仰卧位，以一指禅推法、按法、揉法或点法操作于三阴交、足三里诸穴。

（4）可以辅助使用脏腑推拿技术。

2. 不寐（失眠）　不寐是因脏腑功能紊乱，气血亏虚，阴阳失调，导致不能获得正常睡眠。可见入寐困难或寐而易醒，醒后不寐，重者彻夜难眠。常伴有头痛、头昏、心悸、健忘、多梦等症。

【治则治法】　宁心安神。

【操作步骤】

（1）患者坐位或卧位。医者以一指禅推法或揉法操作于印堂、神庭、太阳、头维、百会。

（2）医者以一指禅推法或揉法操作于眼眶及睛明、鱼腰、攒竹诸穴。

（3）医者以拿法从头顶操作至枕部风池穴，反复3～4遍。

3. 头风（头痛）　由肝阳上亢、痰瘀互结而致清阳不升，或浊邪上犯，清窍失养，以头部疼痛为主要表现的病症。主要指血管神经性头痛及高血压病、脑动脉硬化等。头痛部位多在头部一侧额颞、前额、颠顶，或左或右辗转发作，或呈全头痛。头痛的性质多为跳痛、刺痛、胀痛、昏痛、隐痛，或头痛如裂等。头痛每次发作可持续数分钟、数小时、数日，也有持续数周者。隐袭起病，逐渐加重或反复发作。应查血常规，测血压，必要时做腰穿、骨穿、脑电图。有条件时做经颅多普勒、CT、磁共振等检查，以明确头痛的病因，排除器质性疾病。

【治则治法】　疏经，通络，止痛。

【操作步骤】

（1）患者坐位或卧位。

（2）以一指禅推法、揉法或按法操作于头面部的睛明、鱼腰、攒竹、印堂、神庭、太阳、头维、百会、四神聪等穴。

（3）以按揉法或拿法操作于风池穴。

（三）禁忌证

（1）严重的心脑血管疾病。

（2）肿瘤或感染。

（3）女性经期或妊娠期。

（四）注意事项

（1）注意辨证取穴。

（2）要求循经推穴。宁离其穴，不离其经。

（3）常与脏腑推拿技术组合应用。

六、导引技术

导引技术是以少林内功、易筋经、五禽戏、八段锦、太极拳、六字诀等传统功法为主要手段指导患者进行主动训练的推拿医疗技术，以指导患者进行功法训练为主，也可以在功法训练的同时进行手法治疗。具有扶助正气、强身健体的作用。可以与其他推拿技术配合使用，适应的病证包括推拿科各种适应病证，也是自我保健的重要组成部分。

（一）基本操作方法

1. 易筋经　易筋经功法是推拿导引技术中的基本功法之一，严隽陶认为这是丁氏推拿流派学习者必须要练习的功法。相传为达摩所创，是一种静中求动、改变筋肉、强身健体的功法。民间有多种版本，推拿导引技术所练习的易筋经包括十二式：韦驮献杵第一势、韦驮献杵第二势（横担降魔杵）、韦驮献杵第三势（掌托天门）、摘星换斗势、倒拽九牛尾势、出爪亮翅势、九鬼拔马刀势、三盘落地势、青龙探爪势、卧虎扑食势、打躬势、工尾势（掉尾势）。锻炼时，根据具体情况，可以选用其中一势或几势，并应注意顺其自然、循序渐进。

易筋经功法举例：青龙探爪势。

（1）基本动作：并步或其他指定裆势。左腿向左平跨一步，两足之宽约与肩等宽，两手成仰拳护腰势。身直，头端平，目前视。左上肢仰掌向右前上方伸探，掌高过顶，随势身略向右转侧，面向右前方，松肩直肘，腕勿屈曲，右拳仍作仰拳护腰势。目视于掌，两足踏实勿移。左手大拇指向掌心屈曲，双目视大拇指。左臂内旋，掌心向下，俯身探腰，随势推掌至地。膝直，足跟勿离地，昂首，目前视。左掌离地，围左膝上收至腰，成仰拳护腰势。左右交换，要求相同。

（2）动作要领：两手握拳紧护腰，左手从右侧探出、右手从左侧探出，探出同时拳化掌；松肩直肘，仰掌时，目视向上摊平的掌心；身体约转 45°，俯身下推时尽可能触及地面，而膝关节伸直，足跟勿离地面。

（3）应用：可以增加两臂和手指的力量。也是锻炼和治疗肺、肝胆系统疾患和妇科带脉弛张等的好方法。

2. 少林内功　少林内功是推拿导引技术中的基本功法之一,也是武术的基本功法之一,运动量较大,注重腰腿的霸力和上肢力量的训练。有基本裆势、基本姿势和双人锻炼等内容。少林内功的基本裆势包括站裆势、马裆势、弓箭裆势、大裆势、并裆势、悬裆势、低裆势、坐裆势等。基本姿势锻炼包括:前推八匹马、倒拉九头牛、凤凰展翅、霸王举鼎、顺水推舟、怀中抱月、仙人指路、平手托塔、运掌合瓦、风摆荷叶、两手托天、丹凤朝阳、海底捞月、顶天抱地、力劈华山、乌龙钻洞、三起三落、饿虎扑食等。双人锻炼有推把上桥、双虎夺食等。锻炼时,根据具体情况,可以选用其中一势或几势,并应注意顺其自然、循序渐进。

少林内功功法举例:三起三落势。

(1) 基本动作:自然呼吸,并步或其他指定裆势。两手屈肘,直掌护于两胁。两膝屈曲下蹲,同时两手前推,掌心相对,四指并拢,拇指运劲后伸。需保持原势要求,头勿随势俯仰摇动,两目平视。两掌用劲后收,同时慢慢起立,待立直时两掌正好收至两胁,往返 3 次,须用劲均匀。由直掌化俯掌下按,两臂后伸,回原裆势。

(2) 动作要领:上肢运劲前推与下肢屈曲下蹲动作,自然协调,缓慢均匀,上身正直,两目平视,呼吸自然。

(3) 应用:本动作以前推八匹马为基础,在前推与回收的同时,配合身体的下蹲与站立,连续 3 次。当屈膝下蹲时,以髂腰肌、股直肌、阔筋膜张肌、缝匠肌(屈髋关节)以及半腱肌、半膜肌、股二头肌、缝匠肌、股薄肌和腓肠肌(屈膝关节)为主,使身体下沉,增加下肢力量;与此同时,要求肩臂运力徐徐前推,本动作上、下肢同时练习,可强壮筋骨。

3. 六字诀　六字诀是吐纳功法中的一种,主要是在呼气时用六个发音不同的字疏通调和脏腑经络气血。六字诀的六字是嘘、呵、呼、呬、吹、嘻,其中嘘字配肝、呵字配心、呼字配脾、呬字配肺、吹字配肾、嘻字配三焦,通过呼吸配合发音,进行锻炼。

六字诀举例:嘘字诀。

(1) 基本动作:左腿向左平跨一步,两足之宽约与肩等宽。身直,头端平,两臂自然下垂,膝关节微屈,目前视;嘴唇微合,舌抵上腭,呼吸自然。双手重叠于小腹前,掌心向内。两手松开,掌心向上,向后收到腰间。上身左转,同时右掌从腰间向身体左侧伸出，与肩同高，并配合发"嘘"字音，眼睛随之慢慢睁圆，目视右掌伸出方向。右掌沿原路慢慢收回腰间，同时身体转回原位。然后，上身右转，伸左掌，发"嘘"字音，动作与前相同，方向相反。如此左右交替练习，共6次。

（2）动作要领：发音吐气时，牙齿露有微缝，气从槽牙间、舌两边的空隙中呼出体外。注意思想集中，采用顺腹式呼吸，呼气时，同时提肛、收腹。初学者不必强求。

（3）应用：嘘字诀可治疗眼疾、肝火旺、肝虚、食欲不振、消化不良、头晕目眩等。

导引技术相关书籍汗牛充栋，限于篇幅，本文仅介绍两种功法中的两个动作。在临床实际运用中，上述这些功法可以单独或组合运用，也可以选用属于导引技术的其他功法以及根据现代运动医学原理创制的医疗体操，比如放松功、八段锦、五禽戏、内劲一指禅、洗髓经等，视具体情况而定。

（二）常见疾病的导引技术

1. 痿病（老年骨骼肌减少症）　本病是由邪热伤津，或气阴不足而致经脉失养，以肢体软弱无力、经脉弛缓，甚则肌肉萎缩或瘫痪为主要表现的肢体病症。肢体经脉弛缓，软弱无为，活动不利，甚则肌肉萎缩，弛纵瘫痪。可伴有肢体麻木、疼痛，或拘急痉挛。严重者可见排尿障碍，呼吸困难，吞咽无力等。常有久居湿地、涉水淋雨史。或有药物史，家族史。可结合西医相关疾病做相应理化检查，如有条件应做CT、磁共振等。应注意与痹证、风痱、震颤等鉴别。

【治法治则】　调理脾胃，补益气血，养肌肉，利关节。

【操作步骤】

（1）第一周：韦驮献杵一势、二势、三势。

（2）第二周：青龙探爪势、工尾势。

（3）第三周：摘星换斗势、打躬势。

（4）第四周：三盘落地势、卧虎扑食势。

（5）第五周：九鬼拔马刀势、出爪亮翅势。

（6）第六周：倒拽九牛尾势。

（7）第七周起：练习全部功法内容。

2. 喘病(慢性阻塞性肺疾病) 因久患肺系疾病或他脏病变影响,致肺气上逆,肃降无权,出现气短喘促,呼吸困难,甚则张口抬肩,不能平卧等症。以气短喘促,呼吸困难,甚至张口抬肩,鼻翼煽动,不能平卧,口唇发绀为特征。多有慢性咳嗽、哮病、肺痨、心悸等疾病史,每遇外感及劳累而诱发。患者呈桶状胸。叩诊胸部呈过清音,心浊音界缩小或消失,肝浊音界下移。肺呼吸音减低,可闻及干、湿性啰音或哮鸣音。或肝肿大、下肢水肿、颈静脉怒张。合并感染者,白细胞总数及中性粒细胞可增高。必要时查血钾、钠、X 线胸部摄片、心电图、心肺功能测定、血气分析等。

【治则治法】 调息健肺。

【操作步骤】 患者练习嘘字诀、呵字诀、呼字诀、呬字诀、吹字诀、嘻字诀,每日 2 次,每次 30 min。

3. 腰痛病(腰椎间盘突出症) 患者有腰部外伤、慢性劳损或受寒湿史。大部分患者在发病前有慢性腰痛史。常发生于青壮年。腰痛向臀部及下肢放射,腹压增加(如咳嗽、喷嚏)时疼痛加重。

脊柱侧弯,腰生理弧度消失,病变部位椎旁有压痛,并向下肢放射,腰活动受限。下肢受累神经支配区有感觉过敏或迟钝,病程长者可出现肌肉萎缩。直腿抬高或加强试验阳性,膝、跟腱反射减弱或消失,踇趾背伸力减弱。X 线摄片检查:脊柱侧弯,腰生理前凸消失,病变椎间盘可能变窄,相邻边缘有骨赘增生。CT 检查可显示椎间盘突出的部位及程度。依据国家中医药管理局 1994 年颁布的《中医病证诊断疗效标准》进行诊断。

【治则治法】 活血化瘀,舒筋通络。

【操作步骤】

(1)腰背肌训练:常用飞燕式、五点支撑法、三点支撑法等训练,配合俯卧抬头运动等方法。

(2)腹肌训练:采用仰卧抬腿运动等训练。

(3)腰、腹肌协同训练法:采用以上腰背肌和腹肌训练法,同时结合一些选自易筋经中的动作,如青龙探爪势、卧虎扑食势、打躬势,进行改良处理,主要是牵拉肌肉的放松训练。

(4)运动周期为 4 周,每周 3 次;动作要求每个动作做到位后保持动作姿势10~60 s,每个动作完成 20~30 次。每次总锻炼时间控制在 30 min。

（三）禁忌证

（1）体质过度虚弱者。

（2）心身疾病患者。

（四）注意事项

（1）导引技术应该在医生指导下进行，尤其是早期动作尚未熟练阶段。

（2）应根据患者身体状况调整运动量，循序渐进。

（3）呼吸自然。调息、调身为主，不宜强求调心。

七、膏摩技术

膏摩技术是将制备好的药物涂擦在体表后再在其上施以推拿手法的推拿技术。膏摩技术中常用油剂、膏剂、散剂、水剂、酒剂等剂型的中西药物制剂，涂擦、喷洒在体表，再在其上施以摩法、推法、擦法、揉法等手法，有增强手法效力、保护皮肤以及促进药物效用以提高疗效的作用。常与其他推拿技术结合使用，适应的病证包括推拿科多种病证。

（一）基本操作方法

1. 常用药物

（1）葱姜水（水剂）：葱姜水作为儿科推拿的常用介质之一，目前已被广泛应用于小儿推拿的临床治疗过程中，它既可以保护小儿娇嫩的肌肤，起到润肌肤、防破损的作用，又可以借助手法，使药力渗透，手法和药物二者相得益彰，增强疗效。

原料：新鲜生姜、新鲜连须葱白、75％医用乙醇。

制作方法：先将生姜与葱白洗净沥干，待表面水分略干后，将生姜切片2～3 mm厚，与葱白以2∶1的重量比例浸于75％医用乙醇中，以乙醇没过药面5 cm以上为宜，浸泡2周后，倒入小瓶中备用。

功效：发汗解表，疏风散寒。

临床应用：可用于多种小儿常见疾病，如：感冒、发热、咳嗽、便秘、腹泻、厌食等的推拿治疗，尤适用于外感风寒表证，风寒咳嗽、寒湿泄泻、寒凝腹痛、脾胃虚弱、食欲不振等以寒证表现为主者。

用法用量：医师以手指蘸取适量葱姜水于施术部位行手法操作。用量按施术部位面积大小灵活取用，以施术时手下无滞涩感而药剂不成股下流为宜。

注意事项：葱姜水无毒副作用，一般无推拿禁忌证者均可使用，但证属阴虚内热及热盛者应慎用。对葱、姜或乙醇过敏者禁用。

（2）冬青膏（膏剂）：传统上推拿科使用冬青膏（学名水杨酸甲酯软膏）主要用于内功推拿的平推法或擦法。目前，冬青膏使用愈加广泛，除了传统的擦法治疗，还常用于涂擦治疗，接触皮肤的抹法、推法、按揉、弹拨、理筋等手法，热敷法前期的皮肤处理等。

原料：水杨酸甲酯、凡士林、薄荷等。

制作方法：将上述原料按比例调配，倒入小瓶中备用。

功效：祛风散寒，活血止痛，舒筋通络。

临床应用：可用于多种病证，如风湿痹痛、筋伤关节疼痛、感冒、痛经等。

用法用量：医师取适量冬青膏涂抹于施术部位并行手法操作。用量按施术部位面积大小以及手法不同灵活取用，以施术时手下无滞涩感或过于光滑为宜。

注意事项：使用冬青膏的不良反应极少见，而且，单独使用水杨酸甲酯软膏几乎看不到不良反应。偶尔遇到的不良反应是在与其他外用药物合用时，出现的皮肤过敏反应，因此应注意与其他药物同时使用时的协同作用。

2. 常用手法

（1）擦法：在体表涂药物后做直线往返摩擦的手法。

1）掌擦法：用手掌面着力于施术部位，稍用力下压，腕关节保持伸直，以肩关节和肘关节屈伸带动手掌做直线往返运动。操作时，来回用力均匀。每分钟操作 100 次左右。

2）鱼际擦法：用手掌鱼际着力于施术部位，稍用力下压，以肩关节和肘关节屈伸带动手掌做直线往返运动。往返路线、速度与压力保持不变，每分钟操作 100 次左右。

3）侧擦法：用手掌小鱼际着力于施术部位，稍用力下压，腕关节保持伸直，以肩关节和肘关节屈伸带动手掌做直线往返运动。往返路线、速度与压力保持不变，每分钟操作 100 次左右。

（2）摩法：在体表涂以药物后，施以摩法。

（3）推法：在体表涂以药物后，施以推法。

（4）揉法：在体表涂以药物后，施以揉法。

在临床治疗的实际运用中，上述这些基本操作方法可以单独或复合运用，也可施以点法、刮法等手法。膏摩技术所用的药物也称为介质，其制备有一定要求。膏摩技术治疗的功效不仅与手法技术有关，也与膏摩所用药物的功效有关。膏摩技术还常常与其他推拿技术配合使用，视具体情况而定。

（二）常见疾病的膏摩技术

1. 项痹病（颈型颈椎病）　患者有急性损伤或慢性积累性劳损史。颈肩背手臂酸痛，颈部僵硬，活动受限，颈肩背酸痛可放射至头枕部。颈椎病 X 线片常表现为颈椎正常生理曲度消失或反张，部分患者椎间隙狭窄，椎管狭窄，椎体后缘骨赘形成，在颈椎的过伸过屈位片上还可以观察到颈椎节段性不稳定。

【治则治法】　舒筋通络，活血散瘀，解痉镇痛。

【操作步骤】

（1）患者坐位，暴露颈项部皮肤。

（2）将药膏涂在颈项部正中。用柔和的一指禅推法、拇指按揉法或掌揉法操作于风府穴至大椎穴部位。再由上而下用小鱼际直推 10 次。

（3）将药膏涂在颈部斜方肌处。以一指禅推法、拇指按揉法或掌揉法操作于风池穴、颈夹脊及阿是穴等部位。沿风池穴至肩井穴由上而下拇指直推 10 次。小鱼际斜擦颈肩部，透热为度。

（4）将药膏涂在上背部。用一指禅推法、拇指按揉法、掌按法或掌根揉法施于斜方肌、提肩胛肌、冈下肌等处。沿斜方肌肌纤维方向施以小鱼际法，透热为度。

（5）拿风池、颈部斜方肌、肩井，以局部产生酸胀感为度。

2. 桡骨茎突狭窄性腱鞘炎　有劳损史，好发于家庭妇女及长期从事腕部操作者。桡骨茎突部疼痛，肿胀隆起，压痛，腕部劳累后或寒冷刺激后疼痛加剧，局部腱鞘增厚，握物无力，活动受限。握拳尺偏试验阳性。

【治则治法】　理筋止痛。

【操作步骤】

（1）患者坐位，患手置于桌上，垫枕。医者在患侧桡骨茎突部位皮肤上涂抹药膏，以揉法操作于桡骨茎突部。

（2）患者坐位，患手向尺侧偏。医者在患处涂抹药膏，从拇指掌指关节桡侧沿拇长展肌向桡骨茎突部施以拇指推法，反复操作 20～30 次。

（三）禁忌证

对外用药物过敏者，不宜使用膏摩技术。

（四）注意事项

膏摩技术使用时，注意外用药物的选择。

第四章
经典医案医话

第一节 医 案

一、颈椎病

案 1

黄某,女,46 岁。

初诊(2013 年 9 月 29 日)

[主诉] 反复头晕伴双上肢麻木 3 月余。

[病史] 患者 3 个月前无明显诱因下出现头晕胸闷时作,无视物旋转,无恶心呕吐,无眼前一过性黑蒙。体检:颈椎生理弧度变浅,C_5、C_6 棘旁有压痛,颈部活动左旋受限,臂丛神经牵拉试验(+)。辅助检查:X 线片检查示颈椎骨质增生。时觉双上肢乏力,指尖麻木,双目胀痛,午后较甚,休息后无明显改善。舌淡红,舌苔薄白,脉细。

[诊断] 中医诊断:项痹(气血瘀滞);西医诊断:颈椎病(混合型)。

[推拿治疗] 行气活血,通络止痛。患者取俯卧位,以𢷎法、揉法等手法松解颈部各肌群及左肩背各肌群,再以按揉法作用于风池、天府、颈夹脊、肩井及阿是穴,最后行微调手法结束治疗。

二诊(2013 年 10 月 5 日)

患者诉经过推拿治疗后,颈部疼痛好转。

继续予推拿治疗。

三诊(2013 年 10 月 10 日)

患者诉经过推拿治疗后,颈部疼痛好转。

继续予推拿治疗。

随访：患者颈肩部疼痛伴上肢疼痛基本消失。

【按】 严隽陶指出对于颈椎间盘退行性改变中椎动脉型颈椎病的急性期的治疗可用结合颈椎牵引及微调手法，其他类型多以微调整复即可。而在缓解期时，颈型颈椎病应加以肌肉放松及训练；神经根型应配合神经的循行路线加以治疗；脊髓型应加以局部放松；椎动脉型应注重两颞及前额的松解；交感神经型则更注重气管两侧的放松。（张宏）

案2

王某，男，56岁。

[主诉] 颈项板滞伴头晕1年，加重2个月。

[病史] 患者1年前无明显诱因下出现头晕、颈部板滞不适，伴右颈肩部疼痛，时有双手麻木感，无视物旋转，无恶心呕吐，无耳鸣。曾在岳阳院住院治疗，经活血化瘀为主的中医综合治疗后症状好转出院。体检：血压130/80 mmHg（17.3/10.6 kPa），颈椎生理曲度略直，项部肌张力无明显增高。$C_5 \sim C_7$ 右侧棘旁压痛（＋），无上肢放射痛，$T_3 \sim T_5$ 棘突向左偏歪伴棘旁肌张力增高。压顶、叩顶试验（－），旋颈试验（－），椎间孔挤压试验（－），颈椎拔伸试验（＋），右侧臂丛神经牵拉试验（－），双上肢肌张力正常，双手握力Ⅴ级，双上肢皮肤针刺觉正常，肱二、肱三头肌及桡骨膜反射（＋＋），病理征（－）。辅助检查：2012年3月7日岳阳院颈椎X线片示左侧 C_5、C_6，右侧 C_6、C_7 椎间孔狭窄，符合颈椎病X线片表现。近2个月来患者自觉头晕加重，时觉心慌胸闷，纳可，二便调，夜寐欠安。

既往有高血压病史1余年，血压最高达150/110 mmHg，现服用坎地沙坦酯片4 mg，每日1次，血压控制可。发现糖尿病7年，近日未服药，饮食控制。

[诊断] 中医诊断：项痹病（气虚血瘀）；西医诊断：颈椎病。

[推拿治疗] 以活血化瘀，舒经通络推拿手法为主中医综合治疗为治则治法。主要采用皮部经筋推拿技术与关节推拿技术并重的治疗原则。使用擦法、弹拨、按揉等手法松解颈项部软组织，然后以脊柱关节调整手法（包括轻巧的颈椎拔伸法和脊柱微调手法）纠正颈椎连线成角畸形，使神经根、脊髓减压减张。最后用内功推拿手法如拿五经、扫散法扫胆经等结束治疗。手法治疗3次，头晕症状明显缓解。（严振）

案 3

李某,男,66 岁。

初诊(2012 年 7 月 13 日)

[主诉]　颈项部酸痛 1 年。

[病史]　患者 1 年前无明显诱因下自觉颈项部酸胀不适,时有发作,休息后略有缓解,未经系统治疗。体检:患者颈椎生理曲度可,压顶/叩顶试验(一),C_6、C_7 棘突旁、肩胛提肌压痛(+),臂丛神经牵拉试验(一),病理征(一)。辅助检查:颈椎 X 平片示颈椎生理曲线消失,以 C_4 为中心的反弓。目前无头晕头痛,无恶心呕吐,胃纳可,二便调。舌质淡,苔白腻,脉弦紧。

[诊断]　中医诊断:项痹病(气虚血瘀);西医诊断:颈椎病。

[推拿治疗]　温阳通络,活血祛瘀。患者坐位,医者以一指禅推法分别施于风府、风池、大杼、肩井、天宗、曲池、手三里等穴,拿肩井,揉手三阳经,继以指揉法配合颈椎左右侧屈运动,以左手拇指抵 C_4 棘突,使患者头部缓缓左旋,右手托住患者右下颔再以巧力寸劲,微微振荡,调整好后患者自述颈项部有轻松感。同时嘱患者注意颈部保暖。

二诊(2015 年 7 月 25 日)

患者主诉经过上次推拿治疗,颈项部酸痛明显减轻。

随访:患者经过 5 次治疗疼痛与麻木症状基本消失,可正常工作。

【按】　严隽陶认为,颈椎病早期一般肌张力都会增高,适当的松解有较好的疗效,而一指禅手法在颈项等较小部位的操作有明显的优势,而在急性期颈椎微调手法有助于缓解颈椎关节的卡压。(吕强)

案 4

王某,男,52 岁。

初诊(2012 年 3 月 20 日)

[主诉]　颈项疼痛伴四肢麻木 1 个月。

[病史]　1 个月前因车祸致颈部疼痛活动受限,四肢麻木不仁,伴头晕,无恶心呕吐,至外院急诊,拟"颈椎外伤"收治入院,头颅 CT:未见异常。颈椎磁共振:下颈段颈髓水肿略变性,未见明显骨折脱位。予脱水,神经营养剂对症处理后,患者病情稳定,为进一步治疗平推车转来岳阳医院。体检:颈椎生理曲度强

直,各方向活动受限,颈部前、后、侧面肌群肌张力明显增高,压痛点广泛,两上肢肌力均为Ⅱ级,双下肢肌力Ⅰ级,双手霍夫曼征(＋),腰椎生理曲度变直伴右侧弯,无明显叩痛,L_4、L_5棘右压痛(＋),无下肢放射痛,双下肢病理征(±)。辅助检查:颈椎X线片:颈椎生理曲度平直,寰枢关节间隙略不对称,颈椎各节段椎间隙明显狭窄。

既往有长期颈椎病史。

[诊断] 中医诊断:项痹病(气滞血瘀);西医诊断:颈椎病(脊髓型)。

[推拿治疗] 舒筋通络,行气活血,散结止痛,滑利关节。以推拿手法为主,配合四肢功能训练。颈部以一指禅推法为主,重点循手足阳明经筋和手足少阳经筋轻推,以柔疏筋。背部和四肢以丁氏手法为主,手法操作独取阳明经,旨在调理脾胃、补益气血、滋养肌肉;佐以膀胱经以培补肝肾,手法治疗中配合肢体的助动运动和屈伸被动运动,最后擦督脉,以透热为度。

二诊(2012 年 3 月 23 日)

患者主诉第一次治疗后,背部和四肢有舒适透热感,自觉四肢较前有力,颈部抽筋感明显减轻。

随访:患者治疗近3个月,颈部疼痛抽筋感明显改善,活动范围增大,可站立行走,双手拿物无明显障碍,希望进一步治疗,指导慢走和功法锻炼,以期回归社会。

【按】 严隽陶指出颈椎外伤的患者病情较复杂,因其有颈椎病史,再加外伤车祸挥鞭样损伤,伤及筋膜,波及四肢,气血瘀滞,筋脉拘挛,在急性期不做较大幅度的关节被动活动,手法以舒筋通络,活血化瘀为主。稳定期以局部手法刺激配合关节各向活动结合功能训练,以滑利关节、培补肝肾为主。后期可以结合自我按摩、运动疗法和功能训练,为调动患者积极性,可以自我运动训练和整套传统功法为主。(吴嘉容)

二、腰椎间盘突出症

案 1

患者,男,21 岁,职员。

[主诉] 腰痛伴左下肢后侧放射痛 2 周。

［病史］ 患者腰痛伴左下肢后侧放射痛 2 周。体检：歪臀跛行，腰生理弧度反凸，直腿抬高右 60°、左 30°，加强试验（＋），L_4、L_5 棘旁压痛（＋）、叩击下肢放射痛。左足踇趾背伸肌力 Ⅳ 级、跖屈肌力 Ⅴ 级，左膝反射（＋）。腰椎 CT：L_4～L_5 椎间盘左后方突出。

［诊断］ 中医诊断：腰痛（气滞血瘀）；西医诊断：青少年型腰椎间盘突出症。

［推拿治疗］ 先用㨰法、弹拨法施于两侧腰背部骶棘肌及患侧下肢，按揉腰部夹脊穴、大肠俞、环跳、秩边、委中、承山、阳陵泉、足三里、解溪、昆仑、涌泉穴。再用腰椎后伸扳法、腰椎斜扳法调整腰椎后关节。最后推拿股后肌群，按揉、弹拨小腿后外侧肌群，适度强迫直腿抬高，直擦两侧膀胱经及腰骶部，以透热为度。

治疗 7 次后，症状明显缓解。

【按】 青少年型腰椎间盘突出症状体征不平行，多数患者的症状和体征与成人的表现相似。前者腰痛和坐骨神经痛较轻，但仍是主诉症状，且常能忍受，后者腰痛和（或）伴下肢痛明显，但两者下肢肌肉萎缩和键反射改变较少见，而直腿指高试验常常强阳性，多限于 30° 以下范围，甚至较多患者出现健侧直腿抬高试验阳性。

严隽陶认为，对于青少年型腰椎间盘突出症不宜用重手法治疗，腰椎后伸扳法对侧凸、后凸畸形患者有一定效果，但按压力量不宜过大；而对椎体后缘有软骨结节者，运用腰椎后伸扳法不仅不能缓解疼痛，反而加重症状，其原因可能在于软骨终板破裂，与局部髓环一起突入椎管内，突出物内常含有软骨及骨的成分，且突出物较大。推拿中的㨰法、按揉、弹拨手法对活性物质（内啡肽、5 羟色胺等）影响可以起到解痉、消炎、镇痛及改善神经根周围环境作用。斜扳法能使突出椎间盘与被压神经根的相对位置发生改变，以达到减压、松解神经根的作用。（龚利）

案2

王某，男，35 岁。

［主诉］ 腰痛伴右下肢痛 5 日。

［病史］ 患者 5 日前，因弯腰搬抬重物突发腰痛，继而出现右下肢后侧牵痛。X 线检查可见腰椎向右侧弯，生理弧度消失，腰椎退行性改变。磁共振检查

见 L_5、S_1 椎间盘向右后方突出。体检：L_5～S_1 右棘旁压痛，放射痛至足底，直腿抬高左侧 75°，右侧 30°，加强试验（＋），右后伸试验（＋），膝踝反射左右对称引出，病理征（－）。目前活动受限，腰腿痛如针刺，痛有定处，痛处拒按。入夜右下肢疼痛难以入眠，转侧困难，胃纳可，二便调，夜寐差。舌暗苔薄，脉弦紧。

［诊断］ 中医诊断：腰痛（气滞血瘀）；西医诊断：腰椎间盘突出症。

［推拿治疗］ 治疗部位以腰部肌肉为主；取肾俞、大肠俞、承扶、殷门、委中、承山、昆仑等穴。操作时通过在患者患侧腰臀及下肢用轻柔的㨰、按等手法治疗，以加快患部气血循环，缓解肌肉紧张痉挛状态；用双手有节奏地按压腰部，使腰部振动使拉宽椎间隙，降低盘内压力；最后采用用腰部斜扳和旋转复位手法，以调整后关节紊乱，而改变了突出物与神经根的位置。反复多次进行，可逐渐松解突出物与神经根的粘连。再在仰卧位，用强制直腿抬高以牵拉坐骨神经与腘绳肌，可起到松解粘连的作用。

治疗 5 次后，症状基本改善，基本治疗部位、取穴与手法同前，基本操作手法宜轻柔，以局部肌肉放松为主。在此基础上通过㨰法、按揉法、拔伸法、搓法等手法促使气血循行加强，从而使萎缩的肌肉和受损神经逐渐恢复正常功能。

【按】 本病的特点是腰痛合并下肢放射性疼痛，疼痛放射至小腿或足部；腰背部板滞、活动功能障碍。病程较久者，患者常有局限于小腿后外侧、足背、足跟或足掌的主观麻木感。治则以舒筋通络，理筋整复，活血化瘀为主。取背腰部及下肢，肾俞、大肠俞、承扶、殷门、委中、承山、昆仑等穴位。采用㨰法、按法、揉法、摇法、扳法、拔伸、搓法等手法增加局部组织痛阈，改善腰肌高张力状态；降低椎间盘内压力，增加盘外压力，促使突出物还纳，为纤维环的修复创造条件；改变突出物位置，缓解神经根受压状态；加强气血循行，促使神经根及周围软组织水肿的吸收。本病容易反复，推拿治疗效果明显，配合功能锻炼，增加腰部肌肉力量，可获得较好疗效。治疗期间，患者宜卧硬板床休息，并注意腰部保暖。（龚利）

案 3

李某，男，69 岁。

初诊（2012 年 9 月 15 日）

［主诉］ 腰痛伴左侧下肢痛数年，加剧 1 周。

［病史］ 数年前患者无明显诱因下出现腰部疼痛，伴局部活动受限，久坐、

久行均加重,来岳阳医院骨伤科门诊就诊,予膏药外敷等治疗,疼痛未见明显好转,1周前患者腰痛加重,不能站立、不能坐起,动则疼痛加重。腰椎 CT 示:$L_3 \sim L_4/L_4 \sim L_5$ 椎间盘突出,腰椎轻度退变。

体检:脊柱略侧弯,腰椎活动前屈后伸受限,$L_3 \sim L_5$ 左棘旁有压痛,直腿抬高试验(＋),4 字试验(－),屈颈试验(－),巴宾斯基征(－)。舌淡红,苔薄白,脉细。

[诊断] 中医诊断:腰痛(气血瘀滞);西医诊断:腰椎间盘突出症($L_4 \sim L_5$)。

[推拿治疗] 以㨰法、按揉法、弹拨法等操作于腰部棘突旁、臀部及下肢,松解腰臀部软组织紧张,加腰骶部的擦法,透热为度,并予以腰椎牵引。

二诊(2012 年 9 月 19 日)

患者诉经过腰椎牵引和推拿治疗后,疼痛好转。

继续予推拿治疗。

三诊(2012 年 9 月 23 日)

患者诉经过腰椎牵引和推拿治疗后,疼痛好转。

继续予以推拿治疗。

随访:患者疼痛基本消失。

【按】 患者在治疗期间须卧硬板床。腰椎侧屈运动中,L_3、L_4 活动最大,L_5、S_1 最小,在旋转运动中 L_5、S_1 最大。临床上常用腰椎旋转手法治疗腰椎间盘突出症,在治疗时需要注意 CT 骨化分析;突出物顶点的位移及曲率均存在变化;改变突出物与神经根的关系。(张宏)

案 4

王某,男,29 岁。职业 IT 程序员。

[主诉] 腰痛,伴左下肢牵涉痛。

[病史] 患者体格强壮,肌肉丰隆,自行步入诊室,坐立难安,痛苦面容,腰背部僵直。严隽陶通过观察患者进入诊室的步态、坐姿,认为这个患者可能有腰椎间盘突出的问题,推测与其职业有关。患者自述原本就有腰痛的毛病,伴有臀部牵涉痛,曾于外院诊断臀上皮神经炎,予神经营养药物治疗后有好转。经过体格检查发现,患者 $L_4 \sim L_5$ 棘间韧带左侧方可触及明显的压痛点,并引起左小腿放射性疼痛;生理前凸减小,腰活动受限。屈颈试验阳性,挺腹试验阳性,左腿直

腿抬高试验及加强试验阳性。MRI 检查示：腰椎生理曲度变直；$L_4 \sim L_5$ 椎间盘突出,伴椎管狭窄。最近病情迅速加重,严重影响工作及生活,不能久立、久坐、久卧,长时间伏案工作后会出现腰部肌肉僵硬、疼痛难耐,难以站起,并出现左下肢触电样疼痛。凌晨二三点经常疼醒,晨起也因为腰痛而难以起身,不能弯腰,即使坐下也只能保持腰部僵直且会加重疼痛。通过观察,患者有跷二郎腿的习惯。

[诊断] 中医诊断：腰痛(气滞血瘀)；西医诊断：腰椎间盘突出症。

[推拿治疗] 严隽陶先让患者俯卧在治疗床上,自己站于患者左侧,先以㨰法在脊柱两侧膀胱经施术 3～5 min,以腰部为重点；然后再以㨰法在患侧臀部及下肢后外侧部施术,3～5 min。然后分别以按揉、弹拨等法在患侧腰臀部及下肢后外侧施术,5～7 min；以改善肌肉紧张痉挛状态。再根据"以痛为腧"法按压腰阳关、肾俞、居髎、环跳、承扶、委中、阿是等穴；横擦腰骶部,以透热为度。

随后在助手配合拔伸牵引的情况下,严隽陶以拇指顶推患处,使椎间隙增宽,增加盘外压力,降低盘内压力,促使突出的髓核回纳,减轻突出物对神经根的压迫,并且增强腰部肌肉组织的痛阈。

最后,严隽陶让患者转为侧卧位,以腰部斜扳法,左右各 1 次,以调整后关节紊乱,松解粘连,改变突出物与神经根的位置。然后再嘱患者仰卧位,强制直腿抬高以牵拉坐骨神经与腘绳肌,可起到松解粘连的作用,并可使脊椎后部和后纵韧带牵拉,增加椎间盘外周的压力,相对减轻了盘内的压力,从而迫使髓核变位或复位。

经过 0.5 h 左右的推拿治疗,患者明显感到腰部疼痛基本消失,可以自如地从治疗床上起身,下肢触电样疼痛也得到了缓解,走路步态也轻盈了许多。(李征宇)

三、腰椎滑脱

王某,男,52 岁。

[主诉] 无明显诱因下,出现腰部酸痛 2 个月。

[病史] 腰部酸痛 2 个月,渐进加重,并伴右下肢放射痛 2 周,不能久坐久行。X 线报告：L_4 向前 I°滑脱,无日轻夜重,无低热消瘦。

[诊断] 中医诊断：腰痛(气滞血瘀)；西医诊断：腰椎滑脱症。

[推拿治疗] 改善腰肌高张力学状态,恢复腰椎稳定,改善腰椎承重力线。治则:局部放松,整复滑脱,制动。部位及取穴:腰骶部及阿是穴。手法:擦法、按压法、扳法。严隽陶主要采用屈膝屈髋垫枕复位法,患者取仰卧位,屈膝屈髋,医生将2只枕头叠放在一起,对折后压住开口一头,助手抬起患者臀部,使枕头至30°楔形垫入患者臀部下方,并以手顶住枕头,医者站立床端,双手向前、向下按压患者膝部1 min,之后嘱患者在屈膝屈髋抱膝位留枕仰卧20~30 min。经治疗5次后患者腰部酸痛明显缓解,严隽陶对于后期的治疗主要以腰肌为主,以稳定滑脱之腰椎。

【按】 退行性腰椎滑脱是指由于腰椎退变而引起的椎弓完整的腰椎向前、向后或向侧方的移位。其中,较常见的是向前滑脱。腰椎滑脱分为真性滑脱和假性滑脱。真性滑脱,有椎弓根的断裂,滑脱程度较重。假性滑脱为小关节的退变导致,没有椎弓根的断裂,滑脱程度较轻。推拿主要治疗假性滑脱,整复方法主要有腰椎微调手法,屈膝屈髋垫枕复位法,腰椎旋转斜扳复位法,临床常用屈髋屈膝垫枕复位法。另外患者平时可以自己导引练功,如弓步压髋功:患者取前后弓步,交替下压髋部约5 min。爬行功:收髋弓腰,缓慢爬行5~10 min。(龚利)

四、骶髂关节半脱位

案1

王某,男,24岁,农民。

[主诉] 左腰腿痛,行动不利1日。

[病史] 患者于昨日田间劳动时,不慎扭伤,即觉左侧腰臀部剧烈疼痛,并向下放射至小腿外侧,不能自行行走。体检:患者抬入诊室,呈强迫健侧侧卧位,两侧骶棘肌痉挛,骨盆右倾,脊柱侧弯。左髂后上棘压痛,叩击痛。因患者不能配合,其他检查未做。现咳嗽、大便、翻身均使疼痛加剧,不能平卧、端坐、站立。

[诊断] 中医诊断:腰痛(气滞血瘀);西医诊断:骶髂关节半脱位。

[推拿治疗] 患者右俯卧位,患肢在上,健肢在下自然伸直。严隽陶立于其后,右手掌根顶推患例骶后上髂(或医者左足立地,右足跟顶推骶后上棘),左手握左踝。先小幅度过伸患肢,趁患者不备,严隽陶左手拉左踝使患肢过伸,右手

(或右足跟)同时顶推骶髂后上棘,两手向相反方向推拉,可闻关节复位响声或手下有关节复位感,最后嘱患者做患肢蹬空动作。

复位完成后患者疼痛减轻大半,即能下床走路。此时不再以正骨为主,而以软组织松解为主。

经严隽陶推拿2次,痊愈。

【按】 骶髂关节损伤与错位(或半脱位),是临床常见的导致腰腿痛的原因之一,多发生于青壮年妇女。过去所谓"骶髂关节滑膜嵌顿",实际是关节错开移位滑膜嵌入的结果。中医学对本病有论述,称之为"骶髂骨移位",近年来有人对本病作了一些报道,但看法颇不一致。第一次推拿治疗以整复骶髂关节为主,有俯卧单髋过伸复位、俯卧单髋过伸复位法、侧卧单髋过伸复位法等,复位后以治疗软组织为主,另外患者应卧硬板床,避免久坐,注意腰部保暖也很重要。(龚利)

案 2

李某,男,41岁,干部。

[主诉] 腰骶部疼痛1个月,加重1日。

[病史] 1个月前无明显诱因出现腰骶部疼痛,弯腰活动轻度受限,不能久坐,有时平卧感觉腰部不能放平,严重时有右侧大腿后侧及外侧疼痛。体检:腰椎生理曲度变直,腰肌略紧张,$L_4 \sim S_2$ 棘突间隙轻度压痛,无下肢放射痛,双侧髂后上棘不等高,右侧骶后上棘下缘位置较对侧偏下,右侧骶髂关节间隙明显压痛。直腿抬高试验左侧80°,右侧40°阳性,加强试验均阴性,双侧"4"字实验均阳性,骨盆分离和挤压试征均阴性,下肢肌力及肌张力正常。双侧下肢针刺觉基本正常。腰骶椎正位片X线平片示腰椎生理曲度基本正常,轻度左侧弯,右侧骶髂关节密度增高,两侧关节间隙宽窄不等。今晨起患者刷牙时忽然感觉腰痛加重,不能弯腰,翻身困难,经休息不能缓解。

[诊断] 中医诊断:腰痛(气滞血瘀);西医诊断:骶髂关节紊乱症。

[推拿治疗] 以理筋整复为治则。基本手法以扳法、牵拉法、抖法为主,结合脊柱微调手法,在手法复位之前,要明确患侧髂骨旋转方向,复位时需固定健侧下肢,防止骨盆旋转,以免影响复位效果。辅助以腰腿部软组织损伤操作,采用分筋理筋和旋转复位治疗法治疗软组织损伤。

治疗5次后,患者症状基本改善,治疗部位与取穴同前,手法以一指禅推法、擦法、拿法、按揉法为主,沿放射性神经痛路线循经做一指禅推法、拿法、按揉法等手法,手法宜轻柔。

【按】 骶髂关节是人体最坚固、最稳定的关节之一,是由骶骨和髂骨的耳状关节面相贴而构成的。其相吻处的关节面凹凸不平,在组成关节时彼此是凹凸相嵌、紧密相贴。此关节前后均有坚强的韧带加固,借以稳定关节。它的稳定性主要依靠骶髂前后韧带和骶髂间韧带,因此,没有强大的外力,骶髂关节是不易扭伤而发生错位的。脊柱所承负的重量必须通过两侧骶髂关节才能达到下肢,而足底或坐骨结节遭受外力也必须通过骶髂关节才能达到躯干。正常的骶髂关节只有少许的前后旋转活动,以缓冲弯腰和负重时脊柱所承担的外力。青春期后的女性,此关节的活动范围增加,故患骶髂关节扭伤者较男性多。

骶髂关节损伤治法施擦法于骶棘肌和骶髂关节及臀部 2～3 min;在患侧骶髂关节处重点施拇指按揉 2～3 min;指按或指压八髎、环跳、秩边等穴各 1～2 min,以酸胀为度,从而达到解痉止痛之目的。待肌肉痉挛解除后,配合髋关节后伸和外展的被动运动 1～2 min。下肢疼痛者,加擦法施于下肢部 2～3 min;擦患处,以透热为度。(龚利)

五、强直性脊柱炎

案1

患者,男,25 岁。

[主诉] 腰背部僵硬 6 个月。

[病史] 患者在冷库工作 2 年,有虹膜炎病史。腰背部僵硬 6 个月。查体:两侧骶棘肌肌张力增高,腰部各向活动受限,两侧骶髂关节处压痛,"4"字试验(+)。现晨起时腰部有僵硬感,午后症状明显缓解。

[诊断] 中医诊断:腰痹(气滞血瘀);西医诊断:强直性脊柱炎。

[推拿治疗] 早期以和营通络,活血止痛为主;后期以舒筋通络,滑利关节为主。部位及取穴:腰背、脊柱及夹脊穴、膀胱经俞穴、环跳、秩边、居髎、委中、阳陵泉、足三里等。主要手法:擦、揉、点按、弹拨、扳、擦等。初期主要以点按、擦等松解类手法为主。

治疗 10 次后,患者肌紧张明显缓解,后严隽陶在点按、擦的基础上加用扳法和擦法,其中擦法以长擦督脉、太阳经和横擦肾俞为主,效果明显。

【按】 强直性脊柱炎是一种累及椎间关节、骶髂关节、椎旁韧带,最后导致整个脊柱强直、畸形的炎性疾病。本病在我国北方多见,好发年龄为 20~40 岁的青壮年,男性发病率大大高于女性,约占 90%。对于早期尚未形成骨性强直的患者,推拿治疗可以缓减腰背疼痛,恢复活动功能,防止畸形发生有积极的意义,对于中、晚期已形成骨性强直的患者,需采取综合措施。强直性脊柱炎毕竟属于风湿免疫疾病,因此在推拿改善症状的同时也应该对因治疗,服用中药和西药,阻断强脊的进展,这样效果会更好。(龚利)

案 2

张某,男,28 岁。

[主诉] 无明显诱因出现腰痛不适 2 年,伴右侧臀部及大腿板滞感。

[病史] 腰痛 2 年,晨起僵硬不适感明显,活动后减轻,休息无明显缓解,口服消炎镇痛类药物有效。近日自觉症状加重,疼痛明显,腰部活动受限。

[诊断] 中医诊断:腰痛(气滞血瘀);西医诊断:强直性脊柱炎。

[推拿治疗] 早期以和营通络、活血止痛为主,后期以舒筋通络、滑利关节为主。部位及取穴:腰背、脊柱及夹脊穴、膀胱经俞穴、环跳、秩边、居髎、委中、阳陵泉、足三里等。㨰、揉、点按、弹拨、扳、擦等手法为主。① 循径按摩法:患者俯卧,医者站于一侧,在患者脊柱两侧膀胱经自上而下施㨰、揉手法往返治疗 3~5 min,然后点按膀胱经俞穴及夹脊穴 3~5 遍,再弹拨脊柱两侧骶棘肌以达到松弛肌肉、解痉止痛的目的。② 按脊后伸法:两手掌重叠自上而下有节律地按压脊柱胸背、腰骶、骶髂等处,按压时要配合患者呼吸,即呼气时按压,吸气时松开,反复 5~8 遍,然后一手掌按住腰骶部,另一手托扶一侧大腿,使其后伸,双手同时向相反方向完成腰骶、骶髂及髋关节的被动后伸,还可做髋关节的外展、外旋及内旋运动,然后点按环跳、秩边、居髎等穴。③ 仰卧运髋法:患者仰卧,医者施㨰、揉法于髋关节及大腿根部 2~3 min,然后拿揉大腿肌肉,再做髋关节被动屈伸、外展、外旋运动,以助僵直的髋关节恢复运动功能。并可按揉髀关、风市、阳陵泉、足三里、悬钟等穴,两侧分别进行。④ 扩胸伸脊法:患者坐位,两手指交叉屈肘抱于后脑枕部,医者站于背后,以膝部抵住患者胸段脊柱,双手握住患者两肘,做向后牵引及向前俯的扩胸俯仰动作,反复数次,这是很有效的扩胸

伸脊运动。⑤推擦脊柱法：患者坐位或俯卧位，暴露腰背及脊柱，医者用肘尖直推脊柱(自上而下)两侧夹脊5～8遍，再直擦背部督脉及膀胱经，横擦腰骶部，均以透热为度，并可加湿热敷或走罐。

【按】 鉴于本病的发病特点，除推拿治疗外，积极进行功能锻炼也是极为重要的，尤其是在病变的早期，锻炼可分两步进行：一是身体素质的锻炼，根据情况可采用少林内功、气功、太极拳、健身操等；二是进行有针对性的脊柱及关节功能锻炼，如深呼吸、扩胸、下蹲、脊柱运动等。锻炼应持之以恒，但不宜过度疲劳。(龚利)

六、肩关节周围炎

案1

何某，女，54岁。

[主诉] 左侧肩关节疼痛活动不利5个月。

[病史] 5个月前患者左侧肩关节出现疼痛，无明显外伤史，夜间疼痛尤甚，不能向患侧卧，后逐渐出现左侧肩关节活动不利。体检：左侧肩关节肱二头肌长头肌腱处、肩峰下缘三角肌及冈上肌处均有压痛；左肩关节活动度：上举90°，外展40°，后伸内旋摸棘至L_2水平，左搭肩试验(＋)。现肩关节活动受限，受冷后疼痛加重，穿衣梳头困难。舌淡红，苔薄白，脉细弦。

[诊断] 中医诊断：肩凝症(气滞血瘀)；西医诊断：肩关节周围炎。

[推拿治疗] 治疗部位以肩前部、三角肌部及上臂内侧为主；取肩井、肩髃、秉风、天宗、肩贞、肩内陵、曲池、合谷等穴为主。操作时，在肩前部及三角肌部施以揉法，另一手配合患肢的被动外展和旋内、旋外活动，两手协调配合，使肩关节做旋内和旋外活动。然后，以肩关节为轴心做环转摇动，幅度由小到大。接着再做患肩的内收扳动，用双手握住患肢手腕部。慢慢向上提起，并同时做牵拉抖动。最后用搓法从肩部到前臂反复上下搓动，以放松肩关节。

治疗5次后，症状基本改善，基本治疗部位、取穴与手法同前，在此基础上配合患者主动练功，效果更加显著。

【按】 本病的特点是肩关节活动功能障碍日渐加重，早期为疼痛引起，中期为肩关节出现粘连所致，后期常有局部肌肉僵硬、萎缩、肩峰突起等。肩关节各方向的活动均受限，但以外展上举更为严重，患手不能摸背。初期活血止痛为主,后期松解粘连,滑利关节。取穴以肩井、肩髃、秉风、天宗、肩贞、肩内陵、曲池、合谷等穴为主,采用手法:滚法、一指禅推法、按法、揉法、拿法、摇法、扳法、拔伸、搓法、抖法等。推拿对肩关节周围炎的治疗预后良好,痊愈后很少复发,配合患者主动练功,如:爬墙锻炼、环转运动、双手向后背伸、外旋锻炼,效果更加显著,但有糖尿病或结合病史的患者,治疗效果较差。(龚利)

案2

陈某,女,52岁。

初诊(2012年7月17日)

[主诉]　右肩疼痛3月余,加重伴功能活动障碍1周。

[病史]　患者诉3个月前骑车坠地,右肩部挫伤。当时在某医院拍X线片未见明显异常,外敷膏药后未再予重视。此后疼痛逐渐加重,夜晚、遇阴雨天更甚,且肩关节功能活动逐渐受到限制。1周前因吹空调后出现疼痛加重。体检:颈项活动可,右肩疼痛拒按,以夜间为甚,局部略有肿胀,右臂上举困难,外展70°,后伸内旋时手触及腰骶部,冈上肌、冈下肌、斜方肌、三角肌及肩关节周围均有明显压痛。辅助检查:右肩关节X线片未见明显异常。本院肩关节MRI示右肩冈上肌腱炎,肩袖出口粘连,轻度狭窄;右肩周围滑囊炎;右肩退变,骨质增生。患者右肩疼痛活动受限,夜晚、遇阴雨天更甚,得热、活动后稍减。纳可,夜寐多梦,二便通畅。舌质暗,苔薄,脉弦涩。

[诊断]　中医诊断:肩凝症(瘀血阻络);西医诊断:肩关节周围炎。

[推拿治疗]　活血化瘀,通络止痛。在右肩部施滚法、一指禅推法、点法、按法、拿法、扳法、拔伸、摇抖、搓法等。同时配合肩关节各向活动。

[针灸治疗]　取穴肩三针、臑俞、曲池、外关、合谷、阿是穴,予泻法。同时辅以电针、远红外线、拔罐等疗法。

[中药治疗]　羌活15 g,姜黄15 g,当归15 g,川芎10 g,赤芍15 g,桃仁12 g,红花12 g,丹参20 g,桂枝10 g,制乳香12 g,制没药12 g。

同时鼓励患者消除疼痛顾虑,讲明主动锻炼的重要性,循序渐进做外展、前屈、后伸、旋后等动作。

二诊(2012年7月24日)

患者局部肿胀消失,疼痛缓解,但夜间睡觉仍痛,肩关节活动度,上举外展

$100°$，外旋 $30°$，手可及 L_3 位置。

继续针灸、手法治疗，继服上方去乳香、没药，加葛根 12 g、芍药 12 g 等。同时加大肩部活动度和增强肩胛带肌肉力量的练习。包括旋肩活动，划圈摆臂，爬墙攀高，肩部牵伸及利用运动器械进行肩部训练等。

三诊(2012 年 7 月 31 日)

肩关节压痛，后伸内旋时有痛，上举外展 $130°$，外旋 $45°$，手可及 T_{11}。

继续手法、针灸治疗，予平补平泻，继服上方去桃仁、红花，加熟地 15 g、党参 15 g 等，以继续加强功能锻炼为原则，增强肌肉力量，恢复肩胛带、三角肌等肌肉的正常弹性和收缩功能，达到全面康复和预防复发的目的。

四诊(2012 年 8 月 8 日)

肩关节疼痛消失，活动自如。

继服上方 7 剂，嘱患者平日加强肩关节功能锻炼，避风寒，慎起居。

【按】 肩关节周围炎是指因肩关节周围肌腱、腱鞘、滑囊和关节囊等软组织病变限制肩关节活动，引起肩部疼痛活动障碍的病症，因多发于 50 岁左右，故称为五十肩。中医学属于痹证范畴，多因风寒湿邪侵袭、劳损、外伤为其外因，气血虚弱、血不荣筋为其内因。本病例患者为女性，有外伤史且已过了急性期，因疼痛致肩关节长时间固定，活动不能，导致肩关节囊粘连，挛缩而发生肩关节周围炎。因此除了对症治疗，针灸推拿以疏通经络，调和气血，缓解疼痛；中药以活血逐瘀，通络止痛外，还要加强患者的肩关节功能训练。严隽陶认为功能锻炼是肩周炎缓解期康复的重要方法，通过肩臂的整体运动，可以改善血液、淋巴循环，牵伸痉挛组织，松解粘连，扩大肩部活动范围，改善萎缩肌肉。除了医生施以手法外，通常患者宜采用主动运动，可在器械上操作，也可徒手体操，运动锻炼要持之以恒，循序渐进，一般每日锻炼 2～3 次，每次 30 min 左右。因该病病程长，疗效慢，因此要鼓励患者树立信心，配合治疗，以早日康复。（郭艳明）

案 3

王某，女，52 岁。

初诊(2012 年 7 月 17 日)

［主诉］ 左肩关节疼痛活动受限半年余。

［病史］ 半年前骑车不慎摔倒左肩着地，拍片未见异常。后肩关节反复酸

痛不适,未予重视。渐致肩关节疼痛逐渐加剧,夜间疼痛明显,自行贴敷膏药,未见明显疗效。体检:左肩无肿,上举外展明显受限,三角肌萎缩。喙突、肩峰下、肩前压痛明显。肩关节前屈 70°,后伸 30°外展 50°,后伸内旋至骶尾部。辅助检查:肩关节 X 线片未见明显异常。刻诊:肩关节疼痛活动受限,夜间痛甚,得热活动后减轻。食纳可,夜寐差,二便调,舌淡红,苔薄白,脉沉细涩。

[诊断] 中医诊断:肩凝症(气滞血瘀);西医诊断:肩关节周围炎(慢性期)。

[推拿治疗] 行气活血,通络止痛。取穴:合谷、曲池、缺盆、肩髃、肩贞、肩井、天宗等。手法:滚法、一指禅推法、点法、按法、拿法、扳法、拔伸、摇抖、搓法等。操作在右肩部施推拿手法配合肩关节各向活动。

二诊(2012 年 7 月 24 日)

患者经过推拿治疗后,右肩疼痛伴肩关节活动障碍好转。

患者又经过 5 次推拿治疗后,右肩疼痛伴肩关节活动障碍好转。随访患者右肩疼痛伴肩关节活动障碍基本消失。

【按】 严隽陶指出:肩周炎急性期不宜做较大幅度的关节被动活动,慢性期局部施以手法刺激的同时配合肩关节各向活动。本例患者就诊时患病已半年,急性疼痛相对减轻,此时予适当手法的同时,应及时指导患者功能锻炼包括旋肩活动,划圈摆臂,爬墙攀高,肩部牵伸及利用运动器械进行肩部训练等,以加大肩部活动度和增强肩胛带肌肉力量,恢复肩胛带、三角肌等肌肉的正常弹性和收缩功能,达到全面康复的效果。(郭艳明)

案 4

郭某,男,58 岁,素日身体康健,在家务农。

[主诉] 近来左肩疼痛伴活动受限 1 个月,加重 2 周。

[病史] 患者自诉 1 个月前无明显诱因出现左侧肩部疼痛,平日以持续性钝痛为主,夜间、受寒及阴雨天时明显加重。左肩上举、旋后功能活动受限,曾间断行膏药外敷治疗,无好转。两周前在田里劳作时,突感疼痛难忍。体检:患者左肩关节无畸形,局部肤色、肤温无改变,左肩关节周围广泛性压痛,以喙突及肱二头肌长头腱结节间沟处压痛明显,搭肩试验(+),左肩关节前屈 40°、后伸 30°、外展 50°,臂丛神经牵拉试验(-)。X 线片检查未见明显异常。刻下穿衣、梳头等日常活动也难以自理。

[诊断]　中医诊断：肩凝症(气滞血瘀)；西医诊断：左肩关节周围炎。

[推拿治疗]　患者坐于治疗椅上，严隽陶站于患者左侧，用一手托住患者上臂使其微微外展，另一手用㨰法在其肩部施术，根据"以痛为腧"法，重点在患者疼痛部位，同时配合患肢的被动运动，缓解肌肉痉挛，促进粘连松解，时间约为5 min。

然后用一指禅推法按压肩井、肩髃、肩髎、天宗、肩贞臂臑等穴，对有粘连部位配合弹拨手法，每穴约 1 min。随后用摇肩关节的手法活动关节。

最后用搓揉、拿捏等手法施于肩关节周围，并用搓法从肩部到前臂反复上下搓动 3～5 遍。

推拿治疗结束后，患者自觉疼痛明显减轻，活动度较前略有提升，可做梳头动作。严隽陶叮嘱其注意肩部保暖，不宜继续从事务农的重体力劳动，夜间应采用健侧卧或仰卧睡姿。患者连连称是后离开了医院。(李征宇)

七、肱骨外上髁炎

患者，女，55 岁，干部。

[主诉]　右肘部酸胀疼痛，右前臂无力 4 年。

[病史]　患者 4 年前右肘部扭伤，4 年来右肘外侧及前臂酸胀痛、无力，前臂做伸展、旋前、旋后、前屈动作时疼痛明显，曾服中药、封闭及外敷疗法无效。体检：右肱骨外上髁压痛，沿肱桡肌、肱二头肌、肱三头肌上可触及钝厚条索状的压痛点。

[诊断]　中医诊断：痹证(气滞血瘀)；西医诊断：肱骨外上髁炎。

[推拿治疗]　治疗部位以肱骨外髁及周围组织为主；取穴以曲池、肘髎、手三里、合谷、肱骨外上髁、患肢内外侧面等为主。具体选用按、揉、弹拨、捏拿、合揉手法等。

治疗 5 次后，症状基本改善，基本治疗部位、取穴与手法同前，基本操作手法宜轻柔，在此基础上以轻巧的手法用左手托患者肘关节，右手拇指端在疼痛处进行由轻而重弹拨，然后用右手拇指与其他四指对患肢内外侧肌肉从上往下进行捏拿，重点捏拿肘关节外侧肌肉。

【按】　本病的特点是肘外侧酸楚、疼痛，不能端提重物、扫地、拧衣服，反复发作则症状越来越重，甚至不能端腕、写字，疼痛为持续性。重者肘关节僵硬活动受限、无力,甚至持物坠落等。舒筋通络,理筋整复,活血化瘀是本病的治疗原则。取穴以曲池、肘髎、手三里、合谷,肱骨外上髁、患肢内外侧面等穴为主,采用手法:按、揉、弹拨、捏拿、合揉。然后视患者临床症状的特点,采用不同的手法操作:① 舒筋通络:患者坐位或仰卧位,术者坐或立于患侧。用轻柔的㨰法沿前臂背侧治疗,重点在肘部。后按揉曲池、手三里穴,手法宜柔和。最后搓揉上肢,重点在前臂。② 理筋整复:患者坐位或仰卧位,术者坐或立于患侧,面对患者。一手握住肱骨下端,一手握住腕部,作肘关节的拔伸牵引。握腕的手同时作前臂的旋转活动。握肱骨下端的手以拇指按揉桡骨小头,同时极度屈曲肘关节。③ 活血化瘀术者用深沉的㨰法从肘部沿前臂治疗,重点在肘部。弹拨痛点,同时配合肘关节的屈伸和前臂的旋转活动,随后按揉前臂背侧,用大鱼际擦前臂背侧,以透热为度。(龚利)

八、膝骨关节炎

案1

冯某,女,54 岁,退休职工。

[主诉]　患者双膝关节肿胀疼痛 2 年,加重 2 周。

[病史]　患者退休前从事超市理货工作。2 年前退休后出现双膝交替出现酸痛症状,坚持跑楼梯和跳健身操等体育锻炼,膝痛症状曾消失过,但 2 周前出外旅游后症状加重。曾在外院摄 X 线片检查:胫骨髁间突变尖,髌股关节面变窄。血、尿常规检查,红细胞沉降率检查,抗链球菌"O"及类风湿因子检查未见异常。体检:形体较胖,双膝关节皮温正常,屈伸活动受限,双膝内外侧关节间隙压痛,浮髌试验阳性。刻下:膝软,上下楼梯时疼痛明显,夜间酸痛加重,关节活动时有摩擦音,关节肿胀。舌淡,苔薄白,脉细无力。

[诊断]　中医诊断:膝痹(气滞血瘀);西医诊断:退行性膝关节炎。

[推拿治疗]　以舒筋通络,活血化瘀,松解粘连,滑利关节为治疗原则。治疗以促进局部组织血液循环和新陈代谢,改善关节腔的内压为主。取穴以部位及膝髌周围,如鹤顶、内外膝眼、阳陵泉、血海、梁丘、伏兔、委中、承山、风市等穴为主。采用㨰法、按揉法、弹拨法、提拿法、擦法、摇法等手法松解股四头肌和关节粘连,恢复关节以及肌肉的应力和张力平衡。

治疗 5 次后,患者症状基本改善,基本操作手法宜轻柔,以局部肌肉放松为主。在此基础上通过㨰法、拿法、按揉法、搓法等手法由下至上操作,改善膝关节疼痛。

【按】 本病的特点是膝关节活动时疼痛,初起时,疼痛为发作性,后为持续性,劳累和夜间疼痛较重,上下楼梯明显;膝关节活动受限,跑跳跪蹲均受不同程度的限制;关节活动时可有摩擦或弹响音,部分患者关节肿胀。治疗原则:舒筋通络,活血化瘀,松解粘连,滑利关节。取穴以局部及膝髌周围穴位为主。通过㨰法、按揉法、弹拨法、提拿法、擦法、摇法等手法促进局部组织血液循环和新陈代谢,增加局部组织痛阈,改善关节腔的内压,利于关节腔的内容物组织的修复,松解股四头肌和关节粘连,恢复关节的应力和张力平衡。视患者临床症状的特点,采用不同的手法操作:① 患者仰卧位,以㨰法施术于大腿股四头肌,重点在髌骨上部,并按揉鹤顶、血海、梁丘、伏兔等穴。② 以按揉与弹拨法交替作用在髌韧带、内外侧副韧带,重点在鹤顶、内外膝眼、阳陵泉、血海、梁丘等穴周围进行治疗,并提拿髌骨。③ 患者俯卧位,以㨰法施术于大腿后侧、腘窝及小腿后侧,并提拿委中、承山穴。④ 患者仰卧位,屈髋屈膝,术者一手扶按患侧髌骨,一手握持小腿远端,做屈膝摇法,配合膝关节的屈伸、旋转等被动活动。⑤ 术者于患者患膝周围施擦法,以透热为度。(龚利)

案 2

邵某,男,72 岁。

初诊(2012 年 8 月 14 日)

[主诉] 左膝关节疼痛 3 日。

[病史] 3 日前晨起公园锻炼后出现左膝关节疼痛,下蹲困难。次日出现膝关节明显肿胀,膝关节僵直,自行贴服膏药后诸症明显加重。体检:膝关节肿胀,皮色红,皮温高,髌内外间隙侧压痛明显,麦氏征(-),侧向挤压试验(+),研磨试验(+),浮髌试验(-)。辅助检查:本院 MRI 示左膝关节囊少量积液,左膝半月板、侧副韧带变性,左膝区骨质增生。血常规:白细胞计数(WBC)11×10^9/L,C 反应蛋白 24 mg/L。刻诊:膝关节疼痛肿胀,不能屈伸,行走受限。舌红,苔薄黄,脉数。

[诊断] 中医诊断:膝痹(气滞血瘀);西医诊断:膝骨关节炎。

［推拿治疗］　活血行气,补益肝肾,强筋止痛。患者先仰卧位,医者站于患侧,用㨰法施于患侧股前、内、外侧肌群,一指禅推法施于患侧膝关节周围,重点在伏兔、梁丘、犊鼻、膝眼、血海、阳陵泉、足三里、阴陵泉、三阴交、阿是穴。然后患者俯卧位,㨰法施于腘窝部肌群。一指禅推法施于委中、委阳、阳谷、阴谷、合阳、承山。手法治疗中配合膝关节屈伸被动运动。最后揉、拿髌骨,擦法施于患膝周围,以透热为度。

［中药治疗］　桃红四物汤加减:当归10 g,赤芍9 g,生地12 g,延胡索12 g,血竭9 g,乳香9 g,红花6 g,大黄6 g,鳖甲12 g,赤小豆12 g。

［中药外敷］　三色膏加制动。

二诊(2012 年 8 月 21 日)

膝关节肿胀明显好转,疼痛较前减轻,皮色略红,皮温降低,膝关节活动度45°,可短距离平地行走。舌红,苔薄黄,脉细数。

方予独活寄生汤加减:独活12 g,槲寄生12 g,桂枝9 g,生熟地各12 g,赤芍9 g,细辛3 g,当归9 g,鸡血藤15 g,杜仲12 g,牛膝12 g,茯苓15 g,秦艽9 g,防风9 g,炙甘草9 g。

继续三色膏外敷制动。

三诊(2012 年 8 月 28 日)

膝关节肿胀疼痛完全消失,皮温正常,活动自如。WBC、C 反应蛋白均正常。

【按】　膝骨关节炎中医辨证属于“痹证”范畴。《素问·长刺节论篇》指出:“病在骨,骨重不可举,骨髓酸痛,寒气至,名曰骨痹。”《张氏医通》曰:“膝为筋之府。”“膝痛无有不因肝肾虚者。”该患者晨起锻炼用力不当致伤,脉络受损,加之年迈素体肝肾亏虚,阴虚火旺,风寒湿杂至,凝滞血脉,血不荣筋,膝部络道不通而致膝部肿痛。严隽陶认为该患者为退行性疾病急性发作,不宜重手法刺激,因而初诊时予活血化瘀、消肿止痛为主,同时运用以紫荆皮、黄金子为主药的三色膏外敷活血行气,温经止痛,且早期局部制动,限制患肢关节的活动,很快肿退瘀消,之后再行补肝益肾,强筋壮骨,共走舒筋活血,行气止痛之功。(郭艳明)

案3

陈某,男,76 岁。

初诊(2012 年 8 月 7 日)

[主诉] 右膝关节疼痛反复发作半年,加重 1 周。

[病史] 患者半年前长距离骑自行车后出现右膝关节疼痛,时轻时重,未曾治疗。1 周前上楼梯时突感右膝无力,疼痛加重,伴腘窝后牵掣感。体检:右膝关节无肿胀,膝关节屈伸明显受限,膝内侧间隙压痛,麦氏征(一),侧向挤压试验(十),研磨试验(一),浮髌试验(一)。辅助检查:本院 MRI 示右膝内侧半月板变性,腘窝内侧囊肿,前交叉、胫副韧带挫伤,膝区骨质增生。刻诊:右膝关节疼痛酸胀,腘窝后牵掣感,休息加重,活动后缓解,伴腰酸,耳鸣,盗汗,食纳可,夜寐差,二便调。舌红,苔薄黄,脉弦细。

[诊断] 中医诊断:膝痹(肝肾不足);西医诊断:膝骨关节炎。

[推拿治疗] 舒筋活血,通络止痛。患者先仰卧位,医者站于患侧,用擦法施于患侧股前、内、外侧肌群,一指禅推法施于患侧膝关节周围,重点在伏兔、梁丘、犊鼻、膝眼、血海、阳陵泉、足三里、阴陵泉、三阴交、阿是穴。然后患者俯卧位,擦法施于腘窝部肌群。一指禅推法施于委中、委阳、阳谷、阴谷、合阳、承山。手法治疗中配合膝关节屈伸被动运动。最后揉、拿髌骨,擦法施于患膝周围,以透热为度。

二诊(2012 年 8 月 10 日)

患者诉经过推拿治疗后,疼痛酸胀好转,上下楼梯仍觉不适。

继续予推拿治疗 5 次。

三诊(2012 年 8 月 14 日)

患者诉经过推拿治疗后,诸症明显好转,偶有膝后侧不适。

继续予推拿治疗 7 次。

随访:患者膝关节疼痛基本消失,平地行走无碍,下楼梯仍有不适。

【按】 膝骨关节炎,是由于膝关节增生退变导致的一种慢性退行性关节疾病。其最常见的症状是膝关节疼痛及僵硬感,休息静止后加重,活动后减轻,但活动久了症状又加重,有的患者还伴有关节肿胀,活动范围受限。人在双脚站立时,每条腿负担的重量是身体的一半,而一条腿站立时就要承受整个身体的重量。爬楼时膝盖弯曲且过程重复,膝关节运动次数人为增加,关节负重大,磨损概率增加,软骨损伤也加大。严隽陶认为膝关节病变,应避免以上下楼梯作为锻炼身体,手法操作时也要注意刺激的轻重和频率。(郭艳明)

案4

黎某,女,55岁。

初诊(2013年5月8日)

[主诉]　右膝关节反复疼痛半年,加重1周。

[病史]　患者半年前大距离骑自行车后出现右膝关节疼痛,时轻时重,未曾治疗。1周前上楼梯时突然感觉右膝无力,疼痛加重,贴膏药后症状未见明显缓解。舌质淡红,苔薄白,脉弦。体检:右膝关节无明显肿胀,膝关节屈伸明显受限,右膝膝髌处明显压痛,麦氏征(一),侧向挤压试验(一),研磨试验(一),浮髌(一)。辅助检查:膝关节MRI示右膝侧半月板变性,腘窝内侧囊肿,前交叉、胫副韧带损伤。

[诊断]　中医诊断:膝痹(寒湿凝滞);西医诊断:右膝关节退行性骨关节炎。

[推拿治疗]　温阳通络,祛瘀止痛。患者仰卧位,医者以一指禅推法、𢱟法、按揉法作用于髌骨周围5 min,以双拇指、示指夹持上下左右挤推髌骨3 min,冬青膏擦于髌骨四周透热为度。

二诊(2013年5月15日)

患者经过3次推拿治疗,主诉疼痛减轻,平地行走无障碍。

随访:再3次手法治疗,患者疼痛消失,上下楼梯亦轻松。

【按】　严隽陶认为,膝关节退行性骨关节炎又名膝关节增生性关节炎、肥大性关节炎、老年性关节炎。该病主要与膝关节积累性机械损伤和膝关节退行性改变有关。中医认为引起疼痛的其实是气血不和、风寒外袭而致的气滞血瘀,经脉不通。通过推拿手法治疗达到舒筋通络、活血化瘀,症状自然就解除了。(吕强)

案5

康某,女,65岁。

初诊(2012年8月6日)

[主诉]　双膝关节疼痛2年。

[病史]　患者2年前于春节过后,因受风着凉出现双膝关节刺痛酸胀。遂赴浦东潍坊社区卫生服务中心摄双膝关节X线,检查结果示:双膝关节髁间棘

变尖,内侧关节间隙变窄。拟"双膝骨关节炎"予以口服布洛芬,外贴伤湿解痛膏,症状缓解。但仍晨起僵硬,时有疼痛,遇寒则剧,逐步呈膝痛,以上下楼梯为甚。体检:双侧膝关节见骨性肿胀,局部无皮温增高,双膝屈曲活动度100°,伸膝极限活动时呈屈曲10°,膝内外旋10°。双侧膝关节髌周压痛(+),鹅足、收肌结节、内侧副韧带压痛(+),麦氏征、侧方挤压试验、浮髌试验、抽屉试验阴性。予西安大略和麦克马斯特大学(WOMAC)量表评定:双膝均总分93分,疼痛积分22分,僵硬积分8分,日常活动能力积分63分。辅助检查:等速肌力测试提示:双膝屈、伸肌群总功、峰力矩、爆发力以及屈伸肌比值均下降。三维步态分析:步长、步速与摆动相均减低,支撑相、双支撑相与步宽增加。步行效率下降。双侧股直肌异常活动增加。骨盆略前倾。刻下:双侧膝关节疼痛,僵硬,骨节动则作响,不耐久行,腰膝酸软,食纳可,夜寐安,二便调。舌质暗红,舌苔白腻,脉弦。

[诊断] 中医诊断:膝痹(气滞血瘀);西医诊断:双膝骨关节炎。

[推拿治疗] 舒筋通络,宣痹止痛,滑利关节。手法施治:① 患者仰卧位,于大腿股四头肌处施以㨰法操作5 min,一指禅推髌骨周围5 min,于鹤顶、伏兔、内外膝眼、血海、梁丘、足三里、鹅足、收肌结节、内侧副韧带等按揉,每穴0.5 min。揉髌2 min。② 患者俯卧位,以㨰法操作于大腿后侧、腘窝及小腿后侧5 min,揉按委中、承山等穴2 min。③ 患者仰卧位,屈膝屈髋,医者一手扶按患侧髌骨,一手握持小腿远端,做屈膝摇法,配合膝关节的屈伸、旋转等被动活动。④ 医者于患者患膝周围涂以冬青膏,施以擦法,以透热为度,结束手法。每周2次。

二诊(2015 年 7 月 27 日)

膝痛明显减轻,关节活动改善,舌质淡红、舌苔薄白、脉弦。专科检查:双侧膝关节见骨性肿胀,局部无皮温增高,双膝屈曲活动度110°,伸膝极限活动时呈屈曲10°,膝内外旋10°。双侧膝关节髌周压痛(+),鹅足、收肌结节、内侧副韧带压痛(-),麦氏征、侧方挤压试验、浮髌试验、抽屉试验阴性。予以 WOMAC 量表评定:双膝均总分52分,疼痛积分11分,僵硬积分4分,日常活动能力积分37分。等速肌力测试提示:双膝屈、伸肌群总功、峰力矩、爆发力以及屈伸肌比值较前提高。三维步态分析:步长、步速与摆动相均减低,支撑相、双支撑相与步宽增加。双侧股直肌异常活动增加。但步行效率较前改善。

【按】 膝骨关节炎属中医"痹证"范畴。患者春季感风寒湿邪,如《素问·痹论篇》所云:"风寒湿三气杂至,合而为痹也……以冬遇此者为骨痹,以春遇此者为筋痹;以夏遇此者为脉痹;以至阴遇此者为肌痹;以秋遇此者为皮痹。"是为筋痹。但痹发于膝又不离筋骨,有筋痹、骨痹的动态演变发展过程,两者互为因果。严隽陶认为,推拿治疗更重视经筋理论、康复评估在本病临床中的指导意义。据《灵枢·经筋》:"经筋之病,寒则反折筋急,热则筋弛纵不收,阴痿不用。阳急则反折,阴急则俯不伸。"综合患者症状、体征、康复评估结果,辨为三阴经筋、足阳明经筋合病。一指禅推髌周、鹤顶、伏兔、内外膝眼、血海、梁丘、足三里、鹅足、收肌结节、内侧副韧带等,可以力透溪谷,直达病所,以调和营卫,祛风散寒,行气活血。揉髌、擦法施治与㨰法操作股四头肌、腘后肌群,可以舒筋通络,宣痹止痛。运动关节类摇法、屈伸法的被动关节运动可以滑利关节。而辅以易筋经锻炼属于主动运动,可以改善疼痛、关节僵硬以及日常关节活动能力,增强膝关节周围屈伸肌群的肌力,改善软组织张力。本患者的诊疗充分体现了严隽陶推拿治疗膝骨关节炎"从筋论治"的学术经验,包括理(经筋理论与康复评估相结合)、法(辨病辨筋,从筋施治,以痛为输、点线面结合施治)、术(一指禅推拿、㨰法、揉髌法的手法特色,主动运动与被动运动相结合)三方面。临床运用严隽陶"从筋论治"推拿治疗膝骨关节炎的学术经验,明显可以改善患者膝关节疼痛与功能障碍,让其回归社会,提高生活质量。(龚利)

九、中风后遗症

案1

刘某,男,52岁。

[主诉] 中风3周。

[病史] 3周前突然发生出血性脑中风,经西医常规治疗,情况已基本稳定。患者平素头晕头痛,耳鸣目眩,少寐多梦。现舌强言蹇,口眼歪斜,半身不遂。舌质红,苔腻,脉弦。

[诊断] 中医诊断:中风后遗症(肝肾阴虚、风痰上扰);西医诊断:脑卒中。

[推拿治疗] ①头面部:按揉丝竹空、四白、承泣、颊车、地仓等穴,以抹法沿印堂、神庭、头维一线按摩,一指禅推小"∞"字、大"∞"字各3次,扫散法对两颞部反复操作。②背部:点压华佗夹脊穴、指揉五脏俞穴,重点于肝肾二俞,补

其不足。③ 四肢部：先以拿法配合擦法疏通气血。再分别对上肢肩髃、曲池、手三里、内关、合谷，下肢髀关、伏兔、足三里等穴进行按揉。俯卧位，点按环跳、承扶、委中、承山。④ 摇肩、肘、腕、髋、踝关节，屈伸膝关节。

经过 2 周的推拿治疗，患者已能下床步履，握力蹭加。之后推拿治疗结合患者肢体功能训练，病情大大恢复。

【按】 阴阳理论是中医认识疾病、治疗疾病的总纲。《素问·调经论篇》："夫阴与阳，皆有俞会。阳注于阴，阴满于外，阴阳均平，以充其形，九候若一，命曰平人。"说明一个健康人是一个阴阳平衡的个体，阴阳平衡对人体健康是至关重要的。在诊治疾病上，《内经》认为："察色按脉，先别阴阳。""阴阳者，天地之道也，万物之纲纪，变化之父母，生杀之本始，神明之府也，治病必求于本。"说明了以阴阳理论作为指导思想的重要性。

所以，推拿治疗中风后遗症应以平衡阴阳为总的指导原则。发病初期，患侧多松弛无力，需采用按揉、叩击等较重的手法，以使气血达表，筋肉可得濡养；发病后期，患侧多邪气充实，需用擦法、拿法、牵引等手法，主要目的在于放松长期紧张的肌肉，达到抑太过、扶不及的作用。

依照经络学说，治疗中风需循经治疗；另选取阳明经要穴进行推拿，体现治痿独取阳明之思想，达到活局部之气血，行一身之经脉的作用。临床上，辨证准确，用推拿手法，依阴阳之盛衰，邪正之虚实，病势之轻重随证机变进行治疗，则多易获得满意的疗效。（张宏）

案 2

褚某，男，65 岁，退休干部。

[主诉] 右侧肢体活动不利 2 月余。

[病史] 患者因 1 个月前活动后突然出现头痛、恶心、呕吐、舌强语塞、口角流涎、右侧半身不遂就诊，经治疗遗留右侧肢体活动不利。体检：血压 160/90 mmHg，神清，言语不清，口角歪斜，右侧肢体肌张力增高，右上肢肌力Ⅲ级，右下肢肌力Ⅳ级，右侧膝腱反射减弱，巴宾斯基征阳性。

[诊断] 中医诊断：中风后遗症（气滞血瘀）；西医诊断：脑卒中。

[推拿治疗] 以舒筋通络，活血散瘀为主。取穴以居髎、环跳、殷门、承扶、委中、承山、昆仑、血海、足三里、阳陵泉、风市、梁丘、肾俞、大肠俞、命门等穴为

主。采用按、揉、推、拔伸、摇、擦等手法治疗,以㨰法于背部脊柱两侧,在㨰腰骶部同时,配合腰后伸被动运动,接着㨰臀部及下肢后侧及跟腱,在㨰臀部同时配合髋外展被动运动,然后按揉肾俞、命门、大肠俞、环跳、委中、承山诸穴以酸胀为度,擦腰骶部以热为度。

治疗 5 次后,患者症状基本稳定,多以㨰法于大腿前侧、小腿前外侧至足背部,并对患侧膝关节做极度屈曲,并揉伏兔、梁丘、两膝眼、足三里、丘墟、解溪、太冲诸穴以酸胀为度,拿委中、承山、昆仑、太溪部以有酸胀麻的感应为佳。

【按】 本病的特点是半身不遂,单侧上下肢瘫痪无力,口眼歪斜,舌强语涩等。治疗本病以早期治疗为主,一般在中风后 2 周,适宜推拿治疗。平肝息风、行气活血、舒筋通络、滑利关节是本病的治疗原则。取穴以居髎、环跳、殷门、承扶、委中、承山、昆仑、血海、足三里、阳陵泉、风市、梁丘、肾俞、大肠俞、命门等穴为主,采用手法:㨰法、一指禅推法、按法、揉法、拿法、摇法、捻法、配合患肢关节的被动运动。推拿治疗对促进肢体功能的康复,具有不同程度的效果,一般以早期治疗为宜。(龚利)

十、失眠

薛某,女,48 岁。

初诊(2012 年 8 月 10 日)

[主诉] 失眠伴全身酸痛半年。

[病史] 半年前因工作不顺出现难以入睡,同时腰背、颈、膝多处酸痛,身体无力,先后针灸治疗,有所缓解。现力求进一步治疗,舌质淡红,苔薄,脉沉细。体检:腹软,无压痛、反跳痛,肝脾肋下未及。辅助检查:脑 MR 示未见异常。

[诊断] 中医诊断:失眠(肝肾亏虚);西医诊断:失眠。

[推拿治疗] 补肝益肾,温经通阳。医者沿患者腰背部两侧膀胱经用㨰法上下往返治疗 5 min 左右,然后一指禅推法推肺俞、心俞、脾俞、肝俞、肾俞、命门等约 5 min;后行捏脊法在督脉从长强到大椎穴反复提捏多次,以皮肤略红,稍有温热为度,最后以冬青膏横擦腰骶部,直擦督脉。

二诊(2012 年 8 月 22 日)

患者经过 5 次治疗,腰背、膝多处酸痛明显缓解,疲劳感减轻,睡眠质量也有一定改善。

随访：患者经过 20 次治疗，睡眠质量明显改善，疲劳感明显减轻，全身酸痛基本消失。

【按】 严隽陶认为，失眠是指睡眠发生或维持出现障碍，睡眠质量不能满足人体生理需要，进而影响生活及健康；轻者入睡困难，或睡眠表浅或多梦易醒，或醒后不能再寐，甚者彻夜难眠。本病属中医学"不寐"范畴，多因脏腑相克、情志失调、饮食不节、久病体虚所致。（吕强）

十一、月经不调

韩某，女，30 岁。

初诊（2012 年 9 月 3 日）

[主诉] 月经不调半年。

[病史] 患者半年前生完小孩后，月经不规律，先后行针灸治疗，症状好转。现求进一步治疗，舌质淡红，苔黄，脉沉紧。体检：腹软，无压痛、反跳痛，肝脾肋下未及。辅助检查：B 超检查未见明显异常。

[诊断] 中医诊断：月经不调（寒凝经脉）；西医诊断：月经失调。

[推拿治疗] 温通经脉，解表去寒。医者以一指禅法、按揉法、弹拨法等手法治疗，用拇指按揉关元、气海、交信、足三里、三阴交、筑宾、血海等穴位。

二诊（2015 年 9 月 19 日）

患者经 8 次推拿治疗，本月基本按期到来。

随访：电话回访，患者自述月经基本按期到来。

【按】 严隽陶认为，月经不调是以月经的周期或经量出现异常。其包括了月经先期、月经后期、月经先后无定期、经期延长、月经过多、月经过少。又《医宗金鉴·妇科心法要诀》："腹痛经后气血弱，痛在经前气血凝，气滞腹胀血滞痛，更审虚实寒热情。"根据这一理论指导，结合多年的临床经验，可以八纲寒、热、虚、实为基础，结合脏腑肝脾肾功能失调而辨证分型，将月经不调分为四证九型进行治疗。即：寒证、热证、虚证、实证；寒证分实寒型、虚寒型，热证分实热型、虚热型，虚证分气虚型、血虚型、肝肾亏虚型，实证分气滞型、血瘀型。（吕强）

十二、痛经

田某，女，18 岁。

［主诉］　因经期小腹疼痛 3 年,加重 1 年。

［病史］　患者 15 岁初潮即有轻度腹痛,可自行缓解。1 年前经期因吃大量冷饮,翌日,小腹疼痛难忍,服用复方对乙酰氨基酚片后缓解,月经也骤停。此后每当月经来潮时,小腹部即感发凉,疼痛难忍,每次需服止痛剂才能缓解。发作时面色苍白,小腹冷痛,阵发性剧痛,牵及腰脊疼痛,手足厥冷,得热则舒,经行量少,色黯有血块,大便溏薄,苔白腻,脉沉紧。

［诊断］　中医诊断:痛经(寒湿凝滞);西医诊断:痛经。

［推拿治疗］　通调气血,温经化瘀。用一指禅推法、摩法、揉法、按法、擦法等手法进行操作,取风池、肩中俞、肩井、秉风、天宗、缺盆、阿是穴等穴位。操作:① 患者仰卧位:医生坐于右侧,用摩法按顺时针方向在小腹部治疗,然后用一指禅推法或揉法在气海、关元穴治疗。② 患者俯卧位:用一指禅推法或擦法在腰部脊柱两旁及骶部治疗,然后用按法于肾俞、八髎穴使之有酸胀感为度,再用擦法于八髎穴使之有温热感。

【按】　本病的特点是经行小腹疼痛,并随月经周期而发作。根据疼痛发生的时间、疼痛的性质,辨其寒热虚实。一般以经前、经期痛者属实,经后痛者为虚。痛时拒按属实,喜按属虚。得热痛减为寒,得热痛剧为热。痛甚于胀,血块排出疼痛减轻者为血瘀,胀甚于痛为气滞。绞痛、冷痛属寒,刺痛属热。绵绵作痛或隐痛为虚。治疗原则:根据"通则不痛"的原理,治疗痛经的原则是以"通调气血"为主。如因虚而致痛经者,以补为通;因气郁而致血滞者,以行气为主,佐以活血;因寒湿凝滞而引起瘀滞不通者,以温经化瘀为主。取穴以气海、关元、肾俞、八髎、章门、期门、肝俞、膈俞、脾俞、胃俞、足三里等为主。主要手法:一指禅推法、摩法、揉法、按法、擦法。(龚利)

十三、高血压病

吴某,男,45 岁。

［主诉］　眩晕、头痛 1 年。

［病史］　近 1 年来患者常感眩晕耳鸣、头痛且胀、易怒、常面红耳赤,自觉气急乏力,时有心悸烦闷,失眠多梦,胃纳佳,二便尚通调。舌红,舌苔黄,脉弦滑。查体:心率 78 次/min,心脏听诊、叩诊无异常,血压 156/98 mmHg。心电图、胸片检查无异常。

［诊断］ 中医诊断：眩晕、头痛(肝阳上亢)；西医诊断：高血压病。

［推拿治疗］ 根据本病的发生原因和证候特点，以区分标本缓急，属实属虚，分而治之。初次治疗医者行轻柔的一指禅"小∞字"和"大∞字"推法，反复分推3～5遍。继之轻度指按、指揉印堂、攒竹、睛明、太阳、神庭，每穴1 min；结合抹前额3～5遍；从前额发际处拿至风池穴处做五指拿法，反复3～5遍。轻推桥弓，每侧100～200遍，行双手扫散法，约1 min；指尖击前额部至头顶，反复3～6遍。医者用擦法在患者背部、腰部操作，重点治疗心俞、厥阴俞、肝俞、胆俞、肾俞、命门等部位，时间约5 min。自上而下捏脊，3～4遍。自上而下掌推背部督脉，3～4遍。经过5次治疗，症状有所好转治疗部位和手法同前，宜轻柔。

【按】 高血压病是常见的心血管疾病，长期高血压可成为多种心血管疾病的主要危险因素，并可引起严重的心、脑、肾并发症，最终导致这些靶器官功能衰竭。推拿作为一种自然疗法，其生理性降压作用是有其临床及理论依据的。一般认为，按摩手法的作用是改善了周围血管血流量，增强了血管弹性，经此按摩长期操作，可增强血管弹性，降低血液黏稠度，改善血液循环和大脑皮层功能，解除精神紧张、防止动脉痉挛和硬化等功能。通过多途径降压降脂，消除动脉硬化，改善内皮细胞功能，改善血液循环，逆转靶器官损害，使机体调节功能恢复正常。(龚利)

第二节 医 话

一、推拿流派的形成格局是专业发展的平台

(一) 当前推拿现状——喜忧参半

硬件和规模，在不断发展，其表现在：床位开设，日益增加；专业设点，日益增多；普及范围，日益扩大；研究手段，日益先进。

可是，在内涵和质量方面，却在萎缩，其表现在：应用范围，日益狭窄；手法操作，日益单纯；治疗效果，日益模糊；研究内容，日益空洞。

尤其在应用范围方面，千人一面，南北一调。在推拿临床中，脊柱推拿占了半壁江山。据有关资料显示，尽管在推拿的教科书和专著中，内妇科的病种所占

比例是 1/3 到 1/2 左右。但在当前的推拿临床报道中,内妇科病种所占比例大概是 1/5。应用范围的狭窄,必然影响科研和教学。教学内容和研究课题,成了无源之水,无本之木。

这种问题的出现,主要是由于在推拿发展的全局上,忽视推拿流派的作用。

（二）推拿的特点决定了推拿起源和发展的平台是推拿流派

推拿作为一门学科也好,作为一种疗法也好,其实质是一种操作型的治疗方法。

推拿治疗手段是手法和功法。

手法和功法是一种治疗技术,应用特点是操作。操作类的技术,必然是个体化、地域化和家族化。

掌握者是个体,应用范围是地区的流行病,传授的渠道是家族内部。这就构成了流派形成的三个要素：流派的代表人物及其思想,流派的适应范围,以及流派流行的团队群体。

流派作为一种治疗方法的派别,由于代表人物比较公认,适应范围比较明确,传播人员比较集中,所以是一种稳定的发展结构,有较强的生命力。诸多流派的出现,就会形成发展的繁荣局面。

《素问·异法方宜论篇》论述了不同治疗方法（流派）形成的原因和各自的应用范围。由于流派是以代表人物为核心的,所以流派也会被个人的经验所限制。

流派的多样性和局限性,是流派的基本特性。扬其利、避其弊,是我们对待流派应持的态度。

（三）学派、流派的基本概念

1. 学术 专门、有系统的学问。

2. 流派 学术、文艺方面的派别。

3. 学派（学术流派的简称） 一门学问中,由于学说师承不同而形成的派别。

4. 推拿流派 有的是学术性的,可以称为学派。有的是技术性的,可以称为流派。有的是一种个人的体会和操作方法的心得,则应称为技术和方法。

一般来说,推拿的学术流派,应该具有四个方面的要素：① 学术观点和思想。② 标志性的手法和操作方法。③ 有显著疗效的适应范围。④ 代表人物。

（四）推拿的基本流派

推拿的流派大致可以分为三大类：脏腑疾病的治疗，筋骨疾病的治疗及儿科疾病的治疗。另有保健养生推拿，更是门派林立。

（1）脏腑疾病：① 一指禅推拿。② 腹诊法推拿。③ 脏腑图按摩点穴。④ 胃病推拿法。⑤ 点穴疗法。⑥ 内功推拿。⑦ 运气推拿。

（2）筋骨疾病：① 㨰法推拿。② 正骨推拿。③ 经穴按摩。④ 伤科推拿。⑤ 脊柱推拿。

（3）小儿推拿：主要有山东、湖南、上海等地。

（五）推拿流派的临床应用理论基础和研究手段

当前，推拿专业的发展，应该有限度地鼓励推拿流派的发展。没有推拿流派的发展，就没有推拿的学术繁荣。

我认为，治疗脏腑疾病的推拿流派，可以中医经络理论为指导，研究的方法从神经生物学切入；治疗筋骨疾病的推拿流派，可以中医筋骨及经筋理论为指导，研究的方法从生物力学切入；治疗小儿疾病的推拿流派，可以中医气血理论为指导，研究方法以人体发育学切入。

对于如何有限度地鼓励推拿流派的发展，我提议抓住"学派"，放宽"流派"。对于可以称之为学派的推拿方法，学会可以制订一些非行政性的学术标准。

二、中医康复疗法

中医康复疗法，是以中医的理论体系为指导，运用中医内治、外治法，对慢性病、老年病、残疾进行康复治疗的方法。中医康复疗法，是在现代康复医学产生和形成，尤其在中国发展后，根据现代康复医学的对象和范围，对中医学的理论和临床应用进行整理、总结，才产生的专门概念。有学者采用"中国传统康复医学"的名称，并有专著，以示其是一门学科；也有学者在康复医学的专著中，在介绍现代康复医学时，专列一篇"我国传统康复疗法"，以标明其是应用方法。但不管如何命名，中医康复疗法是中医学的组成部分的属性，是应该确认的。

中医学是一个综合性的医学学术体系。《中国医学百科全书·中医学》一书阐述"中医学"的概念是：通过长期的医疗实践，并在中国古代文化——天时、地理、物候以及阴阳、五行等自然科学和哲学的理论基础上逐渐形成和发展的一门医学。20 世纪初，当西方医学传入中国并普及以后，人们为了有别于西医而始有中医学之名。曾又称为"国医"。它的理论基础,主要奠定于 2 000 多年前的《内经》,以及东汉张仲景《伤寒杂病论》和《神农本草经》等古代医著。中医学的理论体系,包括有阴阳学说、五行学说、运气学说,以及藏象、经络、病因病机、治则治法等。并在上述理论指导下,进行辨证论治。它的治疗方法,有内治法、外治法,包括有中药方剂、针灸、推拿按摩、气功,以及十分宝贵的大量的行之有效的单方、验方,和散在民间的各种简易疗法。这些内容,形成了中医学的诊疗特点。

中国古代,对康复的解释是恢复健康的意思。《旧唐书》中有"上以所疾康复"的记载,是说武则天患病后完全恢复健康。与现代康复医学对康复的定义——"康复是指应用多种有用的措施以减轻残疾的影响和使残疾人重返社会"(1981 年世界卫生组织医疗康复专家委员会)是有显著差异的。但正如疾病的发生是没有地域和时间界限的一样,残疾在中国古代也发生和存在的,中医学几千年的临床实践中,同样也有大量对此治疗实践的积累以及由此而总结出来的治疗理论。只不过,这种理论和实践,与中医学的理论、实践的综合性特征一样,是与养生、预防、保健、临床等理论方法紧密结合在一起的,有关内容充斥于各种医书之中。中医学的病邪传变理论、养生理论中不少论及的内容,就是现代康复医学的范畴。

1. 中医学的基本特点和基础理论

(1) 中医学有两大基本特点,一是整体观念,二是辨证论治。

1) 整体观念:即是中医学对人体本身的统一性、完整性,以及对人与自然相互关系的整体认识。概括地说,就是认为人体与外界环境是一个统一的有机整体,而人体本身则又是这一巨大体系的缩影(即人身小天地),也是一个统一的有机整体。所以整体观念包括两方面内容:一是认为人体本身是一个有机的整体,因而从这一观点来认识和研究人体的生理活动、病理变化,及对疾病的诊断和治疗。二是认为人和自然界(外在环境)也保持着对立统一的整体关系。

2) 辨证论治:即是中医理论在临床实践中的具体应用。辨证论治,主要在于分析和辨别证候,讨论和确定治疗法则与具体治疗方法。所谓辨证,就是将四诊(望、闻、问、切)所收集的有关疾病资料,包括各种症状、体征等,加以分析、综合,判断为某种性质的"证候",以探求疾病的本质。而论治,则是根据辨证所得出的结论,以确定相应的治疗原则和方法。辨证,是决定治疗的前提和依据。论治,则是解决疾病的手段和方法,也是对辨证是否正确的实际检验。所以,辨证论治的过程,实质上就是中医学认识疾病和解决疾病的过程。"证"即证候。与"症"(症状)概念有所不同。"症"即症状和体征。而"证"或"证候",则是人体在疾病发展过程中,某一阶段所出现的一组症状的病理概括。"证"比"证候"能更全面、更深刻、更确切地揭示出疾病的发展过程和本质。

(2)中医学基础理论,是以脏腑经络为理论基础,以古代的唯物论和辩证法思想——阴阳五行学说为基本方法,以整体观念和辨证论治为重要特点。中医学基础理论的内容,主要包括阴阳五行、五运六气、脏腑经络、病因病机、诊法辨证、治则治法,以及预防养生等。

1)阴阳五行学说:是中国古代的唯物论和辩证法哲学思想。中医主要运用其关于矛盾对立统一及事物间相互关联的学说,研究和探讨人体结构、生理活动及病理变化的对立统一、相互促进、相互制约的有机联系,并用以说明疾病的性质,以及诊断和治疗的一般规律。

2)运气学说:是中医学研究和探讨自然界天象、气候变化规律及其对人体和生物所产生影响的学说。

3)藏象学说:是研究人体各个脏腑、组织器官的生理功能、病理变化,以及脏腑组织器官与外界环境相互关系的学说,是指导中医临床各科辨证论治的理论基础。

4)经络学说:是研究人体经络系统的生理功能、病理变化及其与脏腑相互关系的学说。经络是人体沟通表里上下,联络脏腑组织器官,通行气血的一个完整的组织系统,有其特有的循环路线和走向交接规律。经络学说应用于生理、病理及其诊断、治疗等各方面,具有重要的指导作用。

5)病因病机学说:是阐明疾病发生、发展的一般规律,以及各种致病因素的性质、特点及其所致病症的临床表现的学说。

6)诊法和辨证:诊法,即收集病情资料,诊断疾病的方法。中医诊病,主要运用望、闻、问、切的四诊方法,其望舌和切脉,更是中医诊病的独特之处。通过四诊所获得的病情资料则是辨证的依据。辨证,是对于病情资料进行综合分析加以判断疾病的过程,是中医认识疾病的基本方法。中医临床通过辨证,即可确定疾病的病因、部位和性质,从而为治疗提供依据。

7)治则和治法:治则,是治疗疾病所必须遵循的基本原则。"治病求本"是中医学辨证论治的根本原则,也是治则的总纲。治法,是在治疗原则指导下所确立的具体方法,它直接关系到遣药组方以及运用各种的治疗措施。

8)预防和养生:预防,是采取一定的措施防治疾病的发生和发展,中医学强调"治未病",并从"未病先防"和"既病防变"两方面提出了很多精辟的见解和具体措施。

了解和熟悉中医学的基本特点和基础理论,对中医康复疗法的应用具有指导意义。

2. 中医康复疗法的治疗原则　中医康复疗法在实际应用时,根据中医的理论体系,治疗原则有燮理阴阳、天人相应、形神共养、动静适宜、通调经络、养正祛邪。

(1)燮理阴阳:中医认为阴阳平衡是健康,阴阳失衡就会发生疾病,所以治疗疾病就要使阴阳重归于相对平衡,正如《素问·至真要大论篇》中所说:"谨察阴阳之所在,以平为期。"中医康复治疗,无论是对内脏,还是对肢体,均应以达到阴阳相对平衡为原则。

(2)天人相应:中医学认为人和自然界(天)是一个相互影响的整体,自然界的气候、环境不仅影响人的生理功能,而且影响疾病的病理变化。古代的时间医学——子午流注,就是讲人的气血运行,是随着时间的变化而转移流动,因此在人的经络穴位上应用康复疗法,应该掌握气血在所治经络穴位流注的时辰,以取得较显著的疗法。

(3)形神共养:是指康复治疗不仅要治疗患病的形体,而且同时要调摄患者的精神和意识。《素问·上古天真论篇》说:"形与神俱,而尽终其天年。"

(4)动静适宜:中医学对动静的观点是多方面的,有对肢体活动的动静观,有对思维活动的动静观,有对养生的动静观,有对治疗的动静观。其基本的观点是动静要适宜,动静要平衡。传统的锻炼项目,如太极拳、气功、五禽戏、保健推拿等,都要求动静适宜、动中有静、静中有动等。

(5)通调经络:中医学认为经络是气血运行的通路,又是将人体中内外上下联系成一个整体的网络。《灵枢·海论》中说:"夫十二经脉者,内属于脏腑,外络于肢节。"《灵枢·本脏》中说:"经脉者,所以行气血而营阴阳,濡筋骨,利关节者也。"经络不通,气血不和就会生病,发生疼痛,所谓"不通则痛"。所以康复治疗,就是通过内治外治,通调经络,行气活血。

（6）养正祛邪：中医学治病总的两大原则是养正、祛邪。养正，是保持正气；祛邪，是祛除病邪。在具体应用时，两者兼顾；但又根据辨证，有所主次。

6个治疗原则，是中医学把人体视作一个在变化着的整体，其核心的观点是通过调整达到动态平衡。

3. **中医康复疗法的具体方法**　中医康复疗法分为内治法和外治法两大类。内治法是内服中药，进行康复治疗。外治法内容十分丰富，根据其性质形式，大致分为三类：一是手法外治法，二是配合器械外治法，三是采用药物外治法。第一类，有推拿、按摩、练功等。第二类，有针灸、割治、拔罐等。第三类，有敷贴、熏洗、热敷等。其中，有些方法已经形成了一个较为完整的分支学科，有相应的理论、独特的操作方法、适应范围和禁忌证。

（1）内治法：是指内服共煎的多种中药及合成的中成药。一般来说，病程较短、起病较急的疾病，以服共煎的多种单味中药为主；病程较长的慢性病，以服合成的中成药为主。康复治疗慢性的功能障碍的疾病，多采用中成药治疗。

（2）推拿法：推拿，古代称为按摩。至我国明代始，这种治疗方法，既有按摩之称，又有推拿之称。推拿，是指在中医学理论的指导下，医者应用手法和功法来防治疾病。手法，是以手为主，用肢体或借用一些工具，在患者体表的一定部位上进行操作。功法，是医者为了做持续的手法操作，所进行的自身体能和技能锻炼，以及指导患者所进行的功能锻炼。功法锻炼，是为了延伸和巩固手法治疗的效果。

推拿手法，以手法技巧性来分，分为基本手法、复合手法和复式操作法；从作用方式来分，可分为刺激类手法和运动类手法；从手法动作形态来分，可分为摆动类手法、按摩类手法、挤压类手法、叩击类手法、振动类手法、运动类手法。

手法的操作训练，先在米袋（或训练袋）上进行，待基本动作熟练后，再到人体上进行操作训练。刺激类的手法，其技巧要求是持久、有力、均匀、柔和，从而达到深透。运动关节类手法，其技巧要求是稳当、准确、轻巧，从而使受作用的关节活动度达到治疗的目的，而无损伤。

推拿的功法训练，作为医者自身锻炼的方法主要有两种，易筋经和少林内功。功法易筋经，以静为主，肢体作等长运动。功法少林内功，动中有静。指导患者功能训练，除了按照康复医学的运动疗法的方法外，还有五禽戏、八段锦、太极拳等，尤其可以将易筋经和少林内功改良后，指导患者锻炼。中国功法训练，最大特点是"意""形""气"相结合。

推拿康复治疗的适应范围,神经系统的疾病有脑卒中瘫痪、小儿脑瘫、脊髓灰质炎后遗症等,运动系统的疾病有脊柱退行性病变的颈肩腰腿痛、四肢关节骨折后遗症等,循环系统疾病有冠心病、高血压等,呼吸系统疾病有老年性慢性支气管炎、哮喘、肺气肿等,消化系统疾病有胃下垂、慢性肠炎、习惯性便秘等。

(3) 针灸法:针灸是两种不同的治疗方法针法和灸法的合称。针法是利用针具,通过一定的手法,刺激人体腧穴;灸法主要是用艾叶点燃后在人体皮肤上进行烧灼或熏灼。两者虽然所用器材和操作方法不同,但同属于外治法,都是通过腧穴,作用于经络、脏腑,以调和阴阳、扶正祛邪、疏通经络、行气活血,而达到防病治病的目的。针和灸在临床上常互相配合应用。

毫针是针法最常用的工具,一般能刺灸的腧穴,均可用使用毫针进行针刺。针刺有 4 个环节: ① 进针,其方法有指切进针法、夹持进针法、提捏进针法、舒张进针法。 ② 进针角度,有直刺、斜刺、平刺;针入肌肤后,有一深度的掌握,应根据腧穴的位置、体质的强弱等,确定针刺深浅。 ③ 行针,即进针后,为了使患者产生针刺感应而行使各种针刺手法,其关系到治疗效果。行针手法,有基本手法、辅助手法和复式手法。 ④ 留针和出针,进针行使手法后,为了加强针感和发挥针刺的持续作用,需将针留在穴位不动,叫留针。留针时间长短,主要根据病情而定。在留针过程中间歇地施以行针手法,以增强疗效。针刺手法操作完毕,或达到留针目的后,即可出针。有时根据治疗需要,出针也有不同方法。

针法中,除毫针之外,还有三棱针、皮肤针、皮内针、头针、耳针等。目前针灸临床上,使用电针较为普遍。电针方法是在针刺取得感应后,在针上通以电针仪输出的微量脉冲电流,以加强对穴位的刺激。非针灸专科医生,应用针刺法,由于行针手法不熟练,可以使用电针,但必须严格掌握电针仪性能、使用方法以及不同频率、波形的应用范围。

灸法是用艾绒为主要材料制成的艾炷或艾条,点燃后,在体表的一定穴位熏灼,给人体温热性的刺激以防治疾病的一种疗法。灸法可以弥补针刺疗法的不足,是针灸学的一个重要组成部分。常用灸法有艾炷灸,艾条灸和温针灸。艾炷灸又分直接灸和间接灸。直接灸是将艾炷直接放在皮肤上施灸;间接灸是在艾炷和皮肤之间用药物隔开,如姜、蒜、附子饼等。艾条灸是用成品艾条点燃后,对准施灸部位,距皮肤 2～3 cm,进行熏烤。温针灸,是针刺和艾条结合使用的一种方法,即在针刺行针后,在留针的针柄上插入约 2 cm 左右的艾条点燃,使热通过针身传入体内。

此外,应用物理仪器如激光、微波在穴位上照射的激光针、微波针,在针灸科和理疗科均有应用。

世界卫生组织 1979 年推荐针刺适应病症有 43 种。有学者根据 1980—1998 年针灸文献 25 000 余篇,总结出针灸的适应病症涉及内、外、妇、儿、伤、五官、皮肤等科 165 种。

(4) 其他外治法:中医传统疗法中应用水、热等物理因子治疗的方法也很多,如中药的热敷、熏洗等。

4. 中西医康复技术的结合　现代康复医学,从萌芽、形成到发展为一个体系,大致经历了六七十年的历史。我认为,主要是由三个因素推动其发展的:一是社会需求,疾病谱的变化;二是科学技术的进步,使残疾评估仪器及支具得以发展;三是对残疾基础研究的深入和康复理念的发展。

现代康复医学已发展成为与预防医学、临床医学并列的第三医学,有明确的治疗对象、治疗目标和综合的治疗手段。现代康复医学的特点之一是治疗手段的多样性和综合性,因此,在中国的发展,必然会与中国传统的康复方法结合。

中医康复疗法,积累了几千年的临床实践,有着十分丰富的经验积累。但在中医学中,没有成为独立的学科体系。因此,中医康复疗法在当代要进一步发展,也必须与现代康复医学结合。其结合点在于减轻残疾的影响及使残疾人回返社会的目标上。

中西医康复技术的结合,在目前,康复医学科可以在制定个体化的治疗方案时,充分吸纳中医康复疗法的治疗原则和内治、外治法;中医康复疗法的相关学科,如针灸、推拿科,应该充分采用康复医学的评估手段。在具体治疗方法上,两者结合可以创新,如手法、功法与运动疗法的结合,物理治疗仪在腧穴上的应用,中草药在水疗中的应用,五禽戏应用在作业疗法中等。中医康复疗法应用推广,无疑会促进现代康复医学的发展。

三、上海地区推拿学科的发展现状和两大学术流派

(一) 推拿发展的简况和当前趋势

上海地区在中华人民共和国成立之前,推拿这一种以手法作为治疗方式的

疗法,就在民间流传和应用,其从业者绝大多数是专业的开业人员,也有中医儿科医生兼为之,也有伤科医生兼用之。所冠名者,绝大多数称之为推拿,应用于儿科的称之为小儿推拿或儿科推拿,应用于伤科的称之为手法,也有少数称之为按摩的,在学术内容上且与西方理疗按摩相联系。

中华人民共和国成立后,1956年上海召集了民间开业的推拿医生开始培养推拿专业人员。1958年上海成立了上海中医学院附属推拿学校及其临床基地上海市中医推拿门诊部。1974年上海中医学院设立针灸、推拿、伤科专业,学制3年,1977年该专业招收本科生。1982年上海中医学院建立推拿专业,单独招收本科生。1985年上海中医学院开始招收推拿系硕士研究生。1992年上海成立了全国第一家推拿专业研究机构——上海市中医药研究院推拿研究所。1997年上海开始招收推拿学博士研究生。2001年上海中医药大学建立推拿专业博士后流动站。1997年上海中医药大学附属岳阳中西医结合医院推拿科经过国家中医药管理局考核验收,确立为全国推拿专科医疗中心。2001年该中心又被国家中医药管理局重新确定为全国重点专科。

上海地区的推拿专业自民国时期至中华人民共和国成立以后,在民间和医疗机构中主要有一指禅推拿、滚法推拿、内功推拿、戚氏小儿推拿、叶氏导引推拿、陆氏正骨推拿等。其中一指禅推拿、滚法推拿和内功推拿均被上海中医学院(今上海中医药大学)作为推拿的主体教学内容熔于一炉。而上海的小儿推拿,则以湖南的小儿推拿为主,吸收山东及上海的戚氏小儿推拿。

目前,上海的中医医疗机构均设立推拿科或针推伤科。不少的西医医疗机构也有推拿科,或针推伤科。

上海地区的推拿临床应用和发展,以颈、肩、腰、腿痛为主;中医伤科、西医骨科以及现代康复对这些疾病的诊疗,也大量地采用手法。因此,在以颈、肩、腰、腿痛的研究上,手法治疗占有相当大的比重。在临床基础研究方面,主要是手法的生物力学研究和手法镇痛研究。

目前,上海对脊柱调整手法的改进上,积累了比较多的实践,提高了临床疗效。在临床疗效的评估上,结合现代康复的评估设备,逐步定量化。

(二)两大推拿学术流派

上海的中医推拿的教学内容主体是一指禅推拿、滚法推拿和内功推拿。如功法训练,主要是采用一指禅推拿的易筋经和内功推拿中的少林内功;学习的基本手法是一指禅推法、㨰法、拿法、揉法等。由于内功推拿成套的操作方法，目前临床较少采用，所以在这里简要介绍一指禅推拿和㨰法推拿两大推拿学术流派。

1. 一指禅推拿　一指禅推拿有较长的历史，但究竟起于何时，尚缺乏可靠资料。相传在清同治年间，有河南人李鉴臣，擅长一指禅推拿，因客居扬州，授艺于丁凤山，以后就代代相传，直至现在。一指禅派的特点：一是要求学者要练功（易筋经和米袋上练指力），使自己有较好的体质和持久力，能胜任持续的推拿工作；二是强调手法要柔和有力，尤以柔和为贵，就是说要柔中有刚，刚中有柔，刚柔相济；三是以经络学说为指导，适应范围较广，包括内、外、妇、儿等科的疾病，如头痛、肠胃病、关节酸痛、月经不调、痈肿、惊厥等症。

一指禅手法有：推、拿、按、摩、揉、缠、摇、抖等10余种，以一指禅推法为主，根据病情和治疗部位的需要，配合其他手法，运用灵活，变化多样而自然。

一般推法都是直线或环形推动的，而一指禅推法与其他推法不一样，它是在"点"的基础上连贯成"线"，即通常所说的推穴道，循（走）经络。其动作要领是：沉肩、垂肘、悬腕、指（拇指）实、掌（包括其余四指）虚。除了拇指端着力外，整个动作贯穿着一个"松"字。肩松、肘松就不易疲劳；手腕松则摆动灵活，使功力集中于拇指端。因此虽然看起来推的时候好像不大用力，实际上被推的部位会感到有一股柔和舒适的力逐渐深透肌肤的深层组织，从而起到治疗作用。在临床应用时，推法的变化很多：着力点可用指端、罗纹或偏锋；拇指指间关节可屈，也可不屈；可以推拿结合，推揉结合，推摩结合；加快推的频率（200次以上/min）称为缠法，取其缠绵不休以驱邪外出；在肌肉较薄的骨缝处或不易吸定的部位可把拇指屈起来推（拇指指间关节突起部着力）。这些变化都是根据病情和治疗部位的需要而灵活应用的。

2. 㨰法推拿　㨰法推拿是丁季峰在长期的临床实践中创造的一种学术流派。丁季峰的伯祖父、父亲都是一指禅推拿医师。他在年轻时，也受学于家传手法。行医后，接触了大量的运动系统和神经系统的疾病，体会到推拿手法刺激于人体体表的软组织，并非都可产生治疗感应，其中不少治疗效果不显著的疾患，主要原因是在于所用的手法以及手法刺激的部位不当。于是，他就悉心研究软组织的解剖结构和生理病理特点，创造了"㨰法"，形成"㨰法推拿"学派。

（1）基本内容和特点：㨰法推拿的常用手法有㨰法、揉法、按法、拿法、捻法、搓法六种以及治疗运动。㨰法是主治手法。其操作方式是掌指关节略屈曲，以手掌小鱼际侧的背部置于治疗部位上,做腕关节最大限度的屈伸及前臂旋转的协同运动,使小鱼际侧的背部在治疗部位上不断地来回摆动。㨰法适用于人体的颈、肩、背、腰、臀及四肢部位,有温通经脉、缓解痉挛等作用。

揉法是治疗头痛、颜面神经麻痹等病症的主要手法,分大鱼际揉和拇指揉两种,适用于头面部。按法、拿法、捻法和搓法则是根据病理变化和患部不同,进行配合的辅助手法。

治疗运动分为被动运动和自主运动两种。被动运动是在手法操作时或操作结束后,活动肢体关节的被动动作;自主运动是根据病情,指导患者进行功能锻炼的活动。

㨰法推拿是从一指禅推拿的基础上发展起来的,因而其手法保存了一指禅推拿的特点——对机体进行有节奏的柔和的持续刺激。这种刺激方式是适应人体软组织特性的。然而,两者也有较大差别。㨰法推拿是以运动系统软组织的解剖结构和生理特点为基础理论的,并且㨰法比一指禅推拿的主治手法一指推法刺激力量强、接触面积广。因此,再配以治疗运动,就对运动系统、神经系统中一些关节僵硬、强直,肌肤麻木、萎缩等病症,效果尤为见长。

(2)适应证和禁忌证:㨰法推拿适用于神经系统、运动系统的某些疾病和损伤。如半身不遂、脊髓灰质炎、椎间盘突出症、颈椎病、肩关节周围粘连、桡骨茎突部狭窄性腱鞘炎、腰背部及四肢部的软组织扭挫伤以及类风湿关节炎等。

骨关节结核、未愈合的骨折、局部急性炎症尖锐性疼痛、关节脓性炎症、良性或恶性肿瘤、月经及妊娠期间的腰部疾患,均为㨰法推拿之禁忌证。

四、丁氏推拿主治手法核心特征的认识

(一)丁氏推拿的源流

名称"丁氏推拿"原无此说,是上海市卫生计生委中医药发展办公室于 2011 年实施上海市中医药事业发展三年行动计划"海派中医流派传承研究基地"项目,组织上海市中医专家酝酿上海中医流派时提出使用此名。始见于上海市中医药研究院推拿研究所在 2012 年 3 月的项目申报书中,在所属流派名称中,使用"丁氏推拿"一名。在 2013 年 5 月,上海市中医药学会推拿分会 2013 年学术年会中,孙武权、严隽陶等人发表了《丁氏推拿流派简介》一文(见上海市中医药学会推拿分会 2013 年学术年会《学术论文集》)。

丁氏推拿作为一个以姓氏为名的流派,包括上海较为著名的三大流派中的"一指禅推拿"和"㨰法推拿"两个流派(另一流派是"内功推拿")。"一指禅推拿"的创始人丁凤山,"㨰法推拿"的创始人丁季峰是丁凤山的孙辈。鉴于上海中医流派都以创始人的姓氏为名的约定成俗,所以也沿用此法为名。

流派创始人和代表人物如下。

1. 一指禅推拿创始人

(1) 李鉴臣:传说,从史料中未找到相关的可靠资料。《一指定禅》抄本序言中,提及一武孝廉从河南到扬州行医,但未提及其名(清咸丰刻本《晰微补化全书》序言:"道光辛卯秋,河南武孝廉,挟艺来长江,寓居三界精舍,治痧辄奇验。"经有人考证,此书有抄本似同《一指定禅》)。

(2) 丁凤山:扬州人,由扬州至上海行医传业,将一指禅推拿流派在长江中下游推广流行。

创始人即使真是李鉴臣,我们目前所看到的一指禅推拿流派的基本结构,可以认为完备于丁凤山及其门徒。丁凤山一生带徒 13 人。

2. 㨰法推拿创始人　丁季峰:早年随父丁树山学习一指禅推拿,从业后在 20 世纪 40 年代创造㨰法,形成㨰法推拿流派。㨰法推拿作为一个学术流派,此后在全国的传播可能尚存一定局限,但㨰法作为一个独立手法,渗透到全国大多数的推拿业界,影响广泛。

丁氏推拿学术流派的基本内容已经作为当前全国中医院校推拿专业教学内容的主要组成部分。特别是丁氏推拿的功法、手法,已是专业基本技能训练的方法和临床应用的治疗技术。

(二) 丁氏推拿的基本概念

丁氏推拿分为一指禅推拿和㨰法推拿。一指禅推拿的基本概念,根据一指禅推拿宗师朱春霆在 1957 年出版的《中国医学百科全书·推拿学》中的阐述:"是以一指禅推法作为临床操作的主要手法,以治疗疾病的一种推拿疗法。它以阴阳五行、脏腑经络和营卫气血等中医基本理论为指导,以四诊为诊察手段,强调审证求因、因人而治、因病而治、因部位而治。临床操作时,循守'循经络,推穴位'的原则。"一指禅推拿手法有"推、拿、按、摩、㨰、捻、抄、搓、缠、揉、摇、抖"十二法。一指禅推拿的适应证比较广泛,无论是内因、外因或是经络形体疾病,一般都能治疗。尤其擅长于治疗内妇杂病、胃肠疾病、骨伤疾病,也适用于治疗儿科疾病,如婴儿泄泻、遗尿、小儿肌性疾病、近视、脊髓灰质炎等。

擦法推拿的基本概念,根据丁季峰在 1987 年出版的《中国医学百科全书·推拿学》中的阐述:"是以擦法作为主要手法来治疗疾病和损伤的一种推拿疗法。本疗法是在一指禅推拿疗法的基础上创立发展起来的。它以中医经络学说为基础理论,结合有关的生理、解剖和病理等基础和临床知识作为实践的依据。根据病理变化,在人体体表的适当部位上,进行擦、揉、按、摩、捻和搓六种手法的操作,并配合被动运动以及指导患者进行自主性运动。""擦法推拿的适应证为半身不遂、脊髓灰质炎等各种慢性关节疾病。""下列各种情况均是推拿的禁忌证:骨关节结核,未愈合骨折以及良性及恶性肿瘤等。"

朱春霆和丁季峰,都是丁季峰父亲丁树山的弟子,对丁氏推拿的发展居功至伟。朱春霆是现代推拿教育的主要开创者,一指禅推拿的不二宗师。丁季峰是一指禅推拿的主要传承者,擦法推拿的创立者。他们对自己领衔的推拿学术流派的诠释,是毋庸置疑的权威。

对于丁氏推拿主治手法的核心特征的认识,应该从两位老师对一指禅推拿和擦法推拿概念的诠释中加以理解。

(三)丁氏推拿主治手法的核心特征

现代《推拿学》教材,对推拿手法的要求提出两个方面的要求:对"刺激类手法"要求"持久、有力、均匀(节律)、柔和、深透"。对"运动关节类手法"要求"稳、准、快"。丁氏推拿的一指禅推法和擦法属于刺激类手法,因此"持久、有力、均匀、柔和、深透"是基本要求,也是这两个手法的核心特征。为了使手法操作时能反映核心特征,要求练习者、操作者做到"沉肩""垂肘"。操作一指禅推法时,还要求"悬腕""腕端平""指吸定"。

朱春霆在阐述一指禅推拿特征时说:"一指禅推拿的特点之一是,手法柔和深透,柔中寓刚,刚柔相济,强调以柔和为贵。"丁季峰阐述擦法特点时说:"通过严格的锻炼来提高擦法的操作技巧,从而使它对人体所形成的刺激,不但持久有力,而且更富有柔软性,才能在安全舒适的基础上,产生较好的治疗作用。"

持久、有力、均匀、柔和是手法深透人体产生生物效应的四个要素。四个要素是相互关联的,相互支撑、相互制约。手法操作一次的运动周期,"有力"是基础。手法在连续运动操作时,"持久",是发挥手法作用的条件。"均匀",是指手法在一个运动周期中,力的变化是有梯度的;连续操作时,每一次手法间隔的时间及力量梯度变化都是相似的。由于手法的适当力量,通过持久、均匀地刺激机体,机体的感应是"柔和"。机体如没有"柔和"的感应,手法就不能深透人体的作用部位。所以丁氏推拿的主治手法——一指禅推法和㨰法都强调刚柔并济,以柔和为贵。没有柔和感应的"有力""持久",可能会成为伤害性刺激。

（四）对一指禅推法（以下简称"推法"）和㨰法核心特征的思考

（1）推法,是大拇指的指端及罗纹面接触于人体体表。㨰法,是手背小指侧掌指关节及小鱼际接触于人体体表。因此,㨰法接触面是弧圆形。

（2）所谓"有力",不是要求操作者向下的压力对机体所产生的力,而是操作者的前臂在操作过程运动过程中所产生的力,是一种动能。所以,不论"推法"还是"㨰法",都要求操作者肩、肘、腕部放松,每个关节都处于屈曲状态,不使肩、肘、腕构成一个直线轴,避免传递操作者的压力。

（3）手法单次操作的过程及手法连续操作的过程,作用力与频率是发生变化的。但这种变化不是"0"和"1"的变化,而是缓和的梯度变化。即使力有强弱,机体不会有冲击感,不会产生保护性的痉挛。这就是"柔和"。

（4）推法和㨰法作用于机体的是机械力。机械力的作用力量（量效）和作用时间（时效）是在柔和的感受下发生生物作用的。生物作用需要量效和时效。根据不同疾病、不同体质、不同部位加以调节。没有柔和的感受,就缺乏调节的余地。

（5）一指禅推拿十分注重功法训练,采用锻炼的功法,是"韦驮献杵""摘星换斗""三盘落地"三个易筋经功法的架势。训练的目的是提高习练者的耐力、持久力,不是单纯的力量。因此,训练时,要求习练者放松,呼吸平稳,精神专注,逐步延长架势的摆放时间。

（6）一指禅推法主要应用于经络腧穴,㨰法主要应用于经筋的起止部,使其发挥生物作用,达到基础量效后,时效往往起主要作用,对脏腑疾病的治疗更为重要。

（7）由于推法是持续的、有节律的点状刺激,因此,临床应用主要以经络腧穴学说为指导。一指禅推拿是典型的穴位推拿。没有点状刺激、没有柔和的持续刺激,就没有一指禅推拿的特点。㨰法推拿是从一指禅推拿的基础上发展起来的。尽管㨰法的直接作用面远大于一指禅推法,然而,㨰法对局部持续的、柔和的刺激要求,与推法完全一致。

五、关注四肢病

（一）从"脊柱"走向"四肢"

20世纪90年代开始,中医推拿科、骨伤科重视脊柱疾病。尤以肇始于20世纪七八十年代的"新医正骨疗法"的旋转复位法推广以来,其应用和研究的力度越来越大,专著出版络绎不绝。明清时期,早有阐述的正骨、按摩科的筋骨学说,又成为脊柱专科的指导理论。由于难免发生的医疗意外的出现,在从业者中,对"筋"与"骨"两者的作用靶点,引发了热烈的讨论和争执。一部分的实验研究,也希望找出"鸡"与"蛋"哪个为先的答案,但至今尚无大量循证证据加以定论。好在推拿是一门临床治疗学科,讨论归讨论,操作归操作,以临床疗效和安全为准则,可以继续我们的临床实践。

1. 关于脊柱推拿的一些想法　当我们看到它是脊柱骨的推拿时,作为中医的我们,是否可以考虑到,脊柱是督脉经的循行走向,是一条阳经之脉。为此,从督脉经的角度,对脊柱疾病的发病机制、症状表现、作用疗效,可以多一个维度去思考。

2. 关注一下曾经冷落的四肢疾病　这些疾病曾是我们推拿科、正骨科有效的常见疾病。我们举办膝部疾病的继续教学班,其目的就是希望引起大家的关注。

（二）不容忽视的四肢病

如果说,脊柱是人的支撑、保护、缓冲作用的器官,那么四肢是人们运动、劳作的器官。当人直立后,发展了大脑,产生了语言,解放了能生产的手,减小了行进的面积。但四肢受伤的概率也增加了。运动员四肢的受伤危险,大大高于普通人的受伤危险。

有时,我们会凭直觉认为现代社会,上楼有电梯、道路很平坦、行走有车代、劳动用机器,四肢急性损伤的可能,对常人来说,越来越小了。

可是,当我们进行了一些深层观察后发现,四肢关节的退行性变化,临床上越来越多见;而且老年人中,由于坚持锻炼,过度锻炼,常有损伤发生。

忽视四肢关节疾病,就是忽视了我们推拿科、正骨科很大一部分的适应证,也会使我们对运动医学、老年医学产生距离。

131

对于四肢关节疾病,我们传统的中医外治法,在认识上、实践上有着特有的认识和方法。

(1)对四肢关节的生理功能和病理表现,可以从中医筋骨之间的相关联系中去理解,以人的整体性去认识。

(2)被动运动和主动运动的结合,是推拿等外治法处理四肢关节疾病的原则。

(3)生物力学的杠杆原理,使手法治疗更有针对性。

(4)外治法的临床综合应用,可以互相补充,"各得其所宜"(《素问·异法方宜论篇》)。

(三)我们的临床之路

20世纪50年代至60年代:① 收集总结推拿的适应范围。② 内、伤、妇、儿科病种并重。

20世纪70年代至80年代:内妇病减少,儿科病稳定,骨伤病突出。

20世纪90年代至21世纪初:在原骨伤病为主的基础上,脊柱疾病占绝大多数。一方面,脊柱推拿从临床到基础研究占了主导,一些科学问题引起关注;另一方面,不仅内、妇、儿病的治疗有萎缩,而且骨伤病种的四肢疾病,临床也少有开展,引起了我们的忧虑。

但是我院的推拿科对四肢疾病还是长期地给予一定的关注。特别是对膝关节疾病的推拿一直在坚持治疗和观察。从文献整理、治法收集、临床应用、基础研究进行了深入的探讨和数据的积累,以期拓展我们的适应范围。

我们的临床之路,从这里延伸……

六、关于挖掘整理中医药民间疗法的思考

"民间",是一个中性词。当我们使用这个词时,不能将其置于"正规""科学"等词的对立面去理解。"民间文学""民间风俗""民间疗法"等,都当如此。

1991年,由卫生部组织编撰、出版的权威性的大型医学工具书《中国医学百科全书》的"中医学"卷,对"中医学"一词的定义是:"通过长期的医疗实践,并在中国古代——天时、地理、物候以及阴阳、五行等自然科学和哲学的理论基础上逐步形成和发展的一种医学……它的治疗方法,有内治法、外治法,包括有中药方剂、针灸、推拿按摩、气功,以及十分宝贵的大量的行之有效的单方、验方,和散

在民间的各种简易疗法。这些内容,形成中医学的诊疗特点。"

这个定义,明白无误地说明民间诊疗技术,是中医药学的不可或缺的组成部分。

中医药学逐渐成为一种独特的医学体系,已有3 000余年的历史。在这历史长河中,有一个起源、积累、成熟的漫长过程。这个过程的根,是在中华大地民间和人文、自然的环境里孕育的。

中医药学起源,是与先民的生存环境、饮食起居、流行疾病紧密相关的。如《素问·异法方宜论篇》中指出:由于东方居处海滨傍水,其民食鱼嗜咸,病多痈疡,所以砭石治病,出于东方;由于南方居处潮湿,其民喜食酸腐,病多挛痹,所以九针治病,出于南方;由于西方居处沙石之地,其民华食脂肥,病生于内,所以药物治病,出于西方;由于北方寒冷高地,其民乳食,病多脏寒生满,所以灸焫治病,出于北方;由于中央居处平湿之地,其民食杂不劳,病多痿厥寒热,所以导引按蹻治病,出于中央。在《吕氏春秋》中也谈到导引的应用,与疾病发病的特点有关。该书说:"昔陶唐氏之始……民气郁瘀而滞著,筋骨瑟缩,故作为舞以宣导。"这些说法,现在看来似乎有些极端,但反映了一个总体概括,具有真实的客观性。

其发展,又是中医药治疗疾病长期实践过程的总结和提升。如《灵枢·背俞》说:"按其处,应在中而痛解,乃其俞也。"在临床中,中医师通过摸诊和手法按压,认识了腧穴。对药物的作用、毒性的认识,也是由于无数"神农"的口尝身试才有了中国中草药的第一次系统总结,东汉成书的《神农本草经》。

中医药学3 000余年的发展,既是一个积累的过程,又是一个去芜存菁、大浪淘沙的过程。这种发展过程,大致有三种表现形式:第一,中医药师在治病的实践中,不断积累经验,应用中国古代哲学的概念和逻辑,加以归纳、提高,相互验证分析。所以中医历代的重要著作文献,较多的是类书。第二,在近代和现代,应用现代科学的理论和方法,进行实验研究,加以阐述和提高。第三,存在于民间,许多有效的治疗方法和药物,在当地以个人和小群体中口授心传的方式保存、推广。对于第三种状况,在现代社会中,缺乏足够的重视。而这种状况,往往内容丰富,但又难免鱼龙混杂,泥沙俱现。因此,我们要发展中医药学,必须以正确又积极的态度,重视挖掘、采集散藏于民间的验方、单方及治疗方法。同时,以合理的科学方法去验证、评价、提高、推广。

当前,中医药学界的大量有识之士十分重视此项工作,有关的行政部门也加以支持和组织。我认为,在整个挖掘、整理的环节中,应当注意几个重点问题。在深入民间基层挖掘搜集时,关键要看疗效,要先见效再闻理,不能因为其理不通而被忽视。在调研整理时,要建立数据库,采集实物、音像、文字的完整数据,其中,民间的实物、音像的资料,尤为可贵。在评价时,既要紧紧依靠专家系统。又要引入循证的概念,尽量减少评价者的个人情感色彩所干扰。在验证时,除了从人体应用中观察其疗效的重复性外,应该结合实验,分析其可靠的安全性。要把安全性的验证,作为后续推广工作的一票否决线。所以,一项成熟的民间疗法要予以推广,必然是具有科学性、安全性、实用性,以及符合我国相关的政策法规及伦理原则的项目。同时,经过整理、提高后的民间疗法,又推广到社会,也是对民间的回归和反哺。

宋代朱熹在《观书有感》中有四句诗:"半亩方塘一鉴开,天光云影共徘徊;问渠那得清如许? 为有源头活水来。"民间的一方一药、一法一说,是中医药学持续发展的不竭源头。

七、推拿疗法的发展——道路曲折,前景美好

(一) 什么是推拿疗法

1. 推拿疗法概述　推拿疗法是中医学的组成部分,是中医外治法的重要治疗方法。

(1) 中医推拿的古代异名:按摩、按跷、跷摩、乔摩、桥引。

(2) 中医推拿发展的几个主要阶段:① 秦汉时期:《内经》《黄帝岐伯按摩》(专著)、《金匮要略》(膏摩,救自缢死方)。② 两晋南北朝时期:《养生延命论》(导引,按摩)、《肘后救卒方》(捏脊法)。③ 隋唐时期:按摩科建制为按摩博士、按摩师、按摩士、按摩生。

(3) 治疗范围:风、寒、暑、湿、饥、饱、劳、逸。

(4) 推拿疗法的历代名称演变:对导引按摩解释,唐释慧琳的《一切经音义》:"凡人自摩自按,伸经手足,除劳去烦,名为导引。若使别人握搦身体,或摩或捏,即名按摩也。"《诸病源候论》云"补养宣导之法"。《千金方》云"老子按摩法""婆罗门按摩法"。

宋元时期:《圣济总录》提出"按、止于手;摩与药俱"。《儒门事亲》:"按摩具有'汗'法的作用"。

明时期："推拿"一词出现,小儿推拿出现,《小儿按摩经》问世。

清时期:《医学金鉴》提出"正骨八法",《理瀹骈文》(外治法专著)问世。

近代:出现"一指禅推拿""滚法推拿""内功推拿"等,《西洋按摩术》《华氏按摩术》为介绍西方按摩的专著。

现代:1956 年成立推拿训练班,后发展为三年制上海中医学院附属推拿学校。1974 年,上海中医学院设立针灸、推拿、伤科专业。1978 年改为五年制,1982 年上海设立五年制推拿专业,1986 年招收推拿专业硕士研究生。1987 年成立全国性推拿专业团体——中国中医药学会(后改为中华中医药学会)推拿分会。1992 年,上海成立推拿研究所(今为上海市中医药研究院推拿研究所)。1997 年招收推拿专业博士研究生,2001 年成为推拿专业博士后流动站。

2. 推拿疗法的内涵　推拿疗法是在医学理论指导下,运用手法及指导功能训练,防治疾病的治疗方法。

推拿疗法的结构,三个环节缺一不可:理论基础、应用手段、应用目的。

理论基础:医学理论及相关的科学理论。

应用手段:手法、功法(功能训练)。

应用目的:预防、治疗疾病。

当前内地异名同法的有按导、指医、按摩、点穴、正骨、指压等。

3. 中医推拿疗法与西医按摩疗法之异同　中医推拿疗法与西医按摩疗法都具有历史悠久的特点,其应用手段和应用目的相似或者相同。其不同之处在于,中医推拿疗法的应用理论是中医学(经络腧穴),手法更注重技巧性,功能锻炼注重套路,临床应用范围较宽。而西医按摩疗法的应用理论是西医学(解剖学等),手法注重简洁,功能锻炼强调针对性,应用范围较多的是运动系统和神经系统疾病。中医推拿疗法与西医按摩疗法应相互吸收,取长补短。

(二)推拿疗法为什么能治病

中医认为:推拿具有疏通经络,行气活血,滑利关节,理筋整复的作用。

现代医学认为:提高痛阈,放松肌肉,增加循环和减轻水肿(《疼痛学》英·沃尔等)。

(三)中医推拿与其他学科的关系

与针灸疗法关系:同源共流,"以针代指,以指代针",九针中的员针、锃针,指针疗法。

与导引关系：都属于运动疗法。

与伤科关系：部分疗法，如正骨疗法在手法应用上有重叠。

与中药关系：膏摩属于中药与推拿的结合。

中医推拿疗法是中医学中不可或缺的外治法。

（四）推拿疗法的发展前景

推拿疗法治病的科学依据，随着研究的不断深入，越来越被证实。

推拿疗法的无创伤性，无毒副作用的特点，随着现代药物、器械等方法的层出不穷，越益显著。

现代社会的人群在接受现代治疗方法的同时，也呼唤传统的朴素的、无害的治疗方法。"大量比较实验已经显示，没有其他保守治疗优于推拿，尤其值得注意的是，应用推拿的试验中没有一个报告有任何并发症"（《疼痛学》）。

我们的任务是，把传统的推拿疗法更加科学化、规范化。

我们认为，《疼痛学》一书为我们描述的"在北美，现在按摩治疗几乎被所有的私人、政府和工人的补偿健康福利包含……理疗医生逐渐把推拿按摩技术结合在他们的治疗中，特别在欧洲，医疗团体已建立协会，授得和发证书来为推拿专业医师服务"的状况，令人非常欣喜。

八、把握中医学的核心特征，为大健康事业做出更大贡献

"科学技术"和"人文艺术"是人类进化以来，历经漫长的历史，所形成的两个重要的社会领域。诸多社会现象，常常是非此即彼。毕加索的画是绘画艺术，莎士比亚的戏剧是表演艺术，徐志摩的《再别康桥》是文学艺术，王羲之的书法《兰亭序》是书写艺术。而华生、克里克观察到的DNA双螺旋结构是科学发现，爱因斯坦提出的相对论是科学发现，屠呦呦的青蒿素提炼合成是科学技术，李时珍的《本草纲目》是科学发现的汇编。美国国会图书馆馆长丹尼尔·J·布尔斯廷在《创造者》一书的"致读者"中说："古代科学只具有某种历史的吸引力，加仑和托勒密只是为学者们的研究而存在，而古代的艺术则对我们所有人都是不朽的瑰宝。""科学的推陈出新使得发现者的故事可以按照历史发展顺序来加以陈述。然而艺术的发展却不是新旧交替，而是不断的补充积累……"这种泾渭分明的不同社会领域，其实并非千篇一律。而恰恰在不少学科中是兼而有之，即既具有科学技术的性质，又蕴含人文艺术的内涵；既是自然科学，又是人文科学。中医学

及其诊疗技术，就是这样的学科。

对中医学的研究，需要探寻事物普遍规律，重视标准化的建立；但也需要深析个别事物的特殊性的原因。根据中医学兼而有之的特性，中医学的从业者、研究者、管理者，应该既能举目眺森林，又能俯首察孤木；既要见物又见人，更要观形又闻声。以往有言，只有认识事物的运动规律，才能把握事物的发展方向。运动规律，是由事物的特性决定的。在大数据、全数据的时代，社会的任何事物不是孤零零地存在的，而是在万物中相互碰撞、相互作用。要促进事物的发展，已无法单从分析因果关系中去把握，而要全数据地多元交叉分析。因此，在当代研究中医学的发展万向，必须以大健康观念为背景，推动中医药学做出全方位的贡献。

九、良师益友傅维康

推拿，自明、清以来，常被称为"医家小道"。原因之一，推拿是医者以体力劳动的方式为患者治病，这在"劳心者治人，劳力者治于人"的社会氛围中，是受到歧视的。原因之二，由于推拿在几千年来的发展历史中，文字记录较少，不仅医理记述不多，即便有关史实的记录也是片言只语，语焉不详。古代虽有一些推拿的专著，但由于著者文化水平不高，文字陋俗。这在浩如烟海的中医学文献中，显得十分苍白。近代推拿的教材及专著中，开卷之篇，虽也有叙述推拿发展的章节，可是内容又流于散片化。所以，不少从事推拿的有识之士，求史探理，钩沉古籍，借以提高推拿的学术地位。

我在自己的教学及著述中，渴望补阙充实推拿理论，却苦于治学不够广，缺乏史家指点，难以如愿。

然而机会常常会在你不经意间来到你的面前。傅维康教授，是上海中医药大学医史博物馆馆长、医史教研室主任，我是学校的推拿系主任，虽然我们同在一校共事，但因为专业不同，平时交往不多。我对他是仅闻其名，未察其才。在一个偶然的机会，我的亦师亦友——上海社会科学院哲学研究所的沈铭贤教授，向我介绍了其福建老乡傅维康：他出身于多次建立功勋的著名西医师家庭，本人极有才华，而在"文革"中，他的全家竟然遭到惨重陷害与磨难，父亲和哥哥惨死！这使我对其肃然起敬，也对其不幸遭遇深表同情。

沈铭贤教授专攻科学哲学及医学伦理学，曾指导我学习科学史及自然辩证法。他与医学史专家傅维康教授,不仅笃乡谊,而且有学缘。在沈教授的进一步引荐下,我与傅教授由同道成为挚友。由于经常交往,他成为我学习医学史的良师益友。傅教授在与我交往中,了解到推拿专业十分需要一部较为详尽的推拿学发展史。不久,傅维康教授欣然给我送来一本刚出版,由他主编的《针灸推拿学史》。书的开本不大,内容却十分厚实。我当时趁着新书散发出的阵阵墨香,迫不及待地翻开封面从头阅。

该书叙述推拿发展的脉络,清晰简约;对时代背景的分析,入理入情;对古代医学文献中的相关推拿资料,搜剔梳理,系统完整。于是,我将傅维康教授主编的《针灸推拿学史》作为重要的辅导书籍,推荐给学生阅读。此后,不少推拿学专著的"发展史"篇章,也从该书中吸取补充了新的内容。

傅教授,治学一贯严谨,但生性又非常幽默。他常常在严肃的医史中,摘出不少生动的案例,铺排成小故事,以讲故事的方式宣传介绍中医药。我不仅求读傅教授写的大医史,且也抱着浓厚的兴趣,读他写的古代医史中的趣闻轶事。至今,我还记得他的小故事中,红烧肉在文火中煮多个小时,可以减少油脂。我阅读到他的记述后大喜。因为我是一个爱吃肥肉,而又怕脂肪伤身的饕餮之徒。然而,有一次我们数人聚餐,当一盘东坡肉端上桌面,我一块又一块夹着红烧肉大快朵颐时,傅教授即喊住了我,说:"你血脂较高,应该慎食,虽然我书中谈到肥肉久煮后可以减少脂肪,但我没有说血脂偏高的人可以不控制地吃红烧肉。"他的一席话,让我哭笑不得。我放下筷子后,感到他真是一位细心真挚、替他人着想的人,是我的良师益友。

而今,我俩的友谊还一直延续着,我为有这样一位为学严谨、为人幽默的挚友而感到高兴。

发表于《傅维康医学史生涯记略》。

第五章
名医工作室团队
跟师心得体会集萃

残疾三级预防在《金匮要略》中的体现

"预防为主"是康复工作的重要方针。康复医学的首要任务在于预防残疾的发生,保护患者的身体功能和各种能力。根据世界卫生组织关于功能和残疾的描述,残疾的预防是在三级预防的水平上实施的。

通过《金匮要略》的学习,发现残疾三级预防在这本中医古典医籍中已有较为全面的体现,说明仲景时代疾病预防已形成较完整的学术体系。

（一）一级预防

现代康复医学又将其称为初级预防,旨在防止致残性病损的发生,即防止身体的结构和功能受损。是通过各种措施预防各种原因造成的病损、意外事故、传染性疾病、营养不良、发育缺陷、生育缺陷、精神创伤等的发生,一级预防是康复预防的基础和关键,做好一级预防,可以减少70％的残疾发生率。

《金匮要略·脏腑经络先后病脉证》把"上工治未病"列为全书之首,开编之纲。即中医"治未病"思想,是仲景指导临床辨证论治的重要原则之一。治未病的核心内容是重视预防,即"未病先防",提倡以养生作为主要手段。如何养生,仲景所论颇多,归纳为四个方面。

1. 调神养脏　仲景倡导"恬惔虚无""精神内守",责怪"唯名利是务",认为必须重视调养心神,如《金匮要略·脏腑经络先后病脉证》中指出:"若五脏元贞通畅,人即安和,客气邪风,中人多死。"提示注意养生是预防疾病的首要条件。

2. 四时养生　如《金匮要略·脏腑经络先后病脉证》曰:"若人能养慎,不令邪风干忤经络。"即是说当顺应四时,外避邪风,养护健身,方能防患于未然。

3. 择选饮食　仲景曰:"不闲调摄,疾疢竞起。"指出饮食养生的重要意义。又明言道:"凡饮食滋味,以养于生,食之有妨,反能为害……所食之味,有与病相宜,有与身为害,若得宜则益体,害则成疾。"强调了饮食合理,是健身防病的关键。故在《金匮要略·脏腑经络先后病脉证》开篇即云:"服食节其冷、热、苦、酸、辛、甘,不遗形体有衰,病则无由入其腠理。"可见饮食性味,合于形体,相宜与忌,四时皆应,是养生防病的重要内容。

4. 节制房事　《金匮要略·脏腑经络先后病脉证》篇中提出"房室勿令竭乏",此一语道出房事养生的关键重在节制房事,以防损伤元气而致诸病丛生,故房事养生自古就十分重视。

总之,仲景重视养生,预防疾病,消未起之患,治未病之疾,医在无事之前,不求既逝之后,故以未病先防为首。

(二)二级预防

现代康复医学又将其称为次级预防,旨在限制或逆转由损伤造成的伤残,即防止造成个体活动能力受限。当病损已经发生后,尽量将病损的影响控制在最低水平,防止残疾(失能)发生。二级预防是康复医学的一个重要方面,主要由临床工作者承担,做好二级预防,可以使残疾的发生率降低10%～20%。

二级预防在中医"治未病"思想中的体现极为丰富,包括既病早治、已病防传、未变防变、已变防逆、瘥后防复等。

1. 既病早治　旨在突出早期治疗,防微杜渐,将疾病消灭在初期阶段。《内经》言:"上工救其萌芽……下工救其已成,救其已败。"意在强调早治。再如《金匮要略·脏腑经络先后病脉证》中指出:"适中经络,未传于脏腑,即医治之。四肢才觉重滞,即导引吐纳,针灸膏摩,勿令九窍闭塞。"所以"上工"善于早期治疗,切不可贻误病机,导致传变。

2. 已病防传　"传",指病情顺着一定的趋向发展,一般说,凡病邪侵袭,邪气内传,则病证由表传里,由阳入阴,故防邪内传,属当务之急,如《金匮要略·脏腑经络先后病脉证》曰:"夫治未病者,见肝之病,知肝传脾,当先实脾……此治肝补脾之要妙也。"又曰:"中工不晓相传,见肝之病,不解实脾,唯治肝也。"仲景举例说明治疗杂病时防止脏腑相传的方法。

3. 未变防变　"变"是指病情在某种特殊条件下发生了性质的改变。"传"

与"变"都常称为病情的进展。若病情急剧变化发展时,则当防止病情转为危重,应积极采取防治措施,力挽败途。如《金匮要略·疮痈肠痈浸淫病脉证并治第十八》曰:"诸浮数脉,应当发热,而反洒淅恶寒,若有痛处,当发其痈。"

4. 已变防逆　若疾病已进入危重之势,为防止病情变逆,危及生命,则当从速采取急救的防治措施。如《金匮要略·呕吐哕下利病脉证治》曰:"呕而脉弱,小便复利,身有微热,见厥者,难治,四逆汤主之。"又如:"下利手足厥冷,无脉者,灸之不温,若脉不还,反微喘者,死。少阴负趺阳者,为顺也。"仲景在救治之中论述了众多死证,以示病情的危急,当务救急,以挽阴阳离绝之势,此为预防疾病危逆而设。

5. 瘥后防复　疾病新瘥,气血未壮,元气未复,阳阴未和,宜采取一些防治措施以促进康复,预防的重点在于防止劳复、食复、房劳复、阴阳易、感邪复、伤神复等多种因素。如《金匮要略·果实菜谷禁忌并治》"时病差未健,食生菜,手足必肿",又如《金匮要略·呕吐哕下利病脉证治》"下利已差,至其年月日时复发者,以病不尽故也,当下之,宜大承气汤",炉烟虽熄,需防灰中有火。

（三）三级预防

现代康复医学强调三级预防旨在预防残疾转化为残障,即防止个体社会参与局限。当残疾已经发生,尤其是确定为不可逆的残疾或病损发生后,应积极采取康复治疗,减轻残疾的影响,防止残疾加重并发展为残障。

因为古代没有残障概念,即以生物医学为诊疗模式,尚未像现代医学以生物—心理—社会模式为医疗指导,所以三级预防的概念没有能够充分体现,但从《金匮要略》还是能够发现一些残障描述的现象,如《金匮要略·中风历节病脉证并治》曰:"邪在于络,肌肤不仁;邪在于经,即重不胜;邪入于腑,即不识人;邪入于脏,舌即难言,口吐涎。"又如《金匮要略·血痹虚劳病脉证并治》曰:"劳之为病,其脉浮大,手足烦,春夏剧,秋冬瘥,阴寒精自出,酸削不能行。"这些描述在行动、意识等方面为后世"残障"的概念铺垫了基础。

综上所述,现代康复医学的三级预防观念较为充分地体现在中医"治未病"学说中,治未病的学术思想最早出自《内经》之中,仲景在《内经》的基础上继承并发展了这一理论学说,将"治未病"的学术思想贯穿于《金匮要略》全书的始终,仲景"治未病"学术思想对预防医学有重要的理论指导和实践意义,为研究现代康复医学启迪了思路。

（张宏）

严隽陶的辨筋施治与分期治则

通过整理著作文献,严隽陶进一步明确与推拿相关的"筋""经筋""骨错缝""筋出槽""筋骨失衡"等核心概念。他认为相对于"骨",中医经典以"筋"为名的概念很多,可见宗筋、大筋、小筋、刚筋、柔筋、膂筋、缓筋等,故也导致经筋病症描述更加复杂及多样性。

关于"筋"概念,与医学相关的概念最早出现在马王堆出土医帛《足臂十一脉灸经》和《阴阳十一脉灸经》中。两书首先提到"筋"的概念,记载有:"臂泰(太)阴脉,循筋上兼(廉),以奏(走)臑内……臂少阴脉,循筋下廉。"《素问·痿论篇》提道"阳明者,五脏六腑之海,主润宗筋,宗筋主束骨而利机关也"。《内经》中"大筋緛短,小筋弛长,緛短为拘,弛长为痿"。《证治准绳》亦云:"颈项强急之证,多由邪客二阳经也,寒搏则筋急,风搏则筋弛。"指与人体运动有关的软组织。《灵枢·经脉》曰"筋为刚",言筋的功能坚劲刚强,能约束骨骼。骨为奇恒之府,《内经》曰"骨为干",为全身之支架。通过筋束骨,骨张筋,体现骨和周边组织结构互相协作保持并进行人体的动静平衡生理状态。

《易筋经》选取了筋与膜两个范畴,对脏腑以外的筋与膜进行了比较,认为"筋则联络肢骸,膜则包贴骸骨;筋与膜较,膜软于筋,肉与膜较,膜劲于肉;膜居肉之内,骨之外,包骨村肉之物也"。由此可见,筋与膜在中医学体系中同属于外联全身、内联脏腑的膜性组织,"膜"比"筋"软且薄,在软组织中居于深层,进一步提出三分法,筋、膜、气,并据此提出了三者并重的锻炼关系:"易筋以炼膜为先,炼膜以炼气为主。"在锻炼次序上应从炼气开始,"气至则膜起,气行则膜张,能张能起,则膜与筋齐坚齐固矣""行此功者,必使气串于膜间,护其骨,壮其筋,合为一体,乃曰全功",也即达到最理想的生命健康状态。

"骨错缝、筋出槽"是中医骨伤病的病理状态认识。"筋出槽":"筋"都有其相对的固定解剖位置,由于损伤或体位改变的关系,筋的位置(槽)发生改变,并出现相应的局部症状,甚至影响到全身的活动功能的协调者,称之为"筋出槽",即"筋骨失衡,筋不束骨"。"骨错缝":骨与骨之间靠白或缝隙相连,通过"筋"(肌腱、韧带、软骨、关节囊、肌肉及滑液囊)的维系而稳定有序,由于外力损伤或体位改变、肌肉强烈收缩、持续劳损等原因而使骨缝发生错乱、绞杂从而出现功能异常者称为"骨错缝"。筋出槽可以单发，但有"骨错缝"必然伴随"筋出槽"，而"筋出槽"久之可引起"骨错缝"，因此中医临床上常将"筋出槽、骨错缝"合并诊断。骨错缝、筋出槽病机学说不但强调"骨"，也非常重视"筋"的作用，认为"筋骨失和"是导致"骨错缝""筋出槽"产生的关键因素。因此，"筋"病多影响肢体的活动。这些说明非直接外伤所致的椎体失稳，也都是"筋骨失和"，"筋"病在先，是病机的主体。"筋"为机体活动的动力、联络之纽带；"骨"为全身之支架，"筋"络"骨"，"骨"连"筋"。伤"筋"可影响到"骨"，伤"骨"必伴有不同程度的伤"筋"，"筋"病影响肢体活动，骨病则引起负重及支架障碍。其后泛指与人体运动动力来源有关的组织，这就是中医对"筋"的理解。

　　"经筋"一词首见于《灵枢经》，隋代杨上善所著《黄帝内经太素》，已把经筋与经脉分立卷宗，指出经筋与经脉各有其解剖实体与规律，它们有着质的区别。明代张介宾提出："十二经脉之外而复有经筋者，何也？盖经脉营行表里，故出入脏腑，以次相传；经筋联缀百骸，故维络周身，各有定位。虽经筋所盛之处，则唯四肢溪谷之间为最，以筋会于节也。筋属木，其华在爪，故十二经筋皆起于四肢指爪之间，而后盛于辅骨，结于肘腕，系于关节，联于肌肉，上于颈项，终于头面，此人身经筋之大略也。"由此可见"经筋"是庞大的软组织结构平衡体，是一个从手、肘、膝、趾、躯干到四肢关节周围软组织的运动系统总称。《内经·灵枢》专立"经筋"篇，与"经脉"篇相应对举，充分体现了"经筋"与"经脉"的独立地位和各自相应的学术体系与应用范围，有别于经脉，联缀百骸，维络周身独立系统。

　　在中医范畴中，筋、肉、骨都与运动有关，但是与其他两者相比，筋与运动的关系最为密切，骨虽然也参与运动，但属于被动参与，为运动提供刚性支撑。人在主动运动时，不仅是主动肌及其相应力线上肌肉组参与，而且有固定、协同肌参与协助。其应力点基本在肌的起止点（即肌在骨骼上的附着点）处，中医称筋结点。当发生不协调运动或突然的和疲劳性损伤等，其也首当其冲受到损伤，是劳损最早发生并引起关节痹痛的重要部位。由于损伤的痛点就分布于主动肌力线的两旁，将这些病痛点与主动肌力线上痛点相连，则往往形成一个"面"。如筋结点反复损伤，损伤范围会进一步扩大，不仅损伤主动肌，而且可以损及拮抗肌、协同肌，其病状会出现在肢体对侧，使痹痛病状向立体方向发展，"由面到体"的逐渐进展规律。这种从生理上概括出参与运动肌肉组分布规律；在病理发展过程中，又是病痛传变的潜在扩延线的临床现象也基本符合《灵枢·经筋》的描述。

《灵枢·刺节真邪》篇所指出的："一经上实下虚而不通者,此必有横络盛加于大经之上,令之不通。视而泻之,此所谓解结也。"显然,解除横络的卡压是解决大经不通,治疗经筋病乃至经络脏腑疾病的前提和关键。清代吴谦著《医宗金鉴》不仅详尽注释经筋的起止结聚,而且总结了前人对经筋疾病的诊断和治疗的经验;就经筋疾病即软组织损伤而言,书中强调用"摸"法对经筋痹痛进行诊断,用推、拿、按、摩等手法治疗各种经筋疾病,是从人体解剖学位置的角度去认识经筋的分布并指导经筋痹痛的治疗。

作为丁氏推拿流派的传人,严隽陶立足传统中医筋骨学说,引入肌筋膜链学说和材料蠕变学的研究成果,认为对"经筋"的认识不仅仅是"筋骨之筋",由于中文字词的多义聚合关系,需要把字放到它的语言环境的词汇搭配和句法结构不同来讨论。当和"筋""骨"对应运用时,这个"筋"就是软组织,可以具体到某块肌肉、某条韧带,对应的是关节和周围软组织的关系;在讨论"经筋"循行部位,功能活动和"筋"病时,更多是表现为肌筋膜链,对应的就是主动肌和拮抗肌的关系。在讨论十二经筋和对应的十二经络的关系时,有"连缀百骸,维络周身"功能时,更像在讨论运动骨骼肌系统并具有神经系统传导功能的概念。

基于以上的认识,严隽陶认为,"经筋"是结构加功能的集合,是人体上下内外的一种联系,且更多具备是软组织功能,有关于屈伸、柔软性、肌力。临床上更关注是"经筋"的生理功能"束骨利关节",也即关节的屈伸,肢体的活动,各种姿势的维持和变化的作用。而"经筋"病理改变过程就是"蠕变"的新概念。软组织的黏弹性决定了其在长时间应力作用下逐渐蠕变,最终退行性改变钙化灶形成。并初步建立推拿手法的"辨筋施治"的理论,确定手法分期治则:在活动自律期以调整为主;在损伤失衡期以修复为主;在代偿稳定期以适应为主。

在临床应用上,严隽陶突出以经络学说中的经筋理论为指导,确信"经筋"更重要的临床意义在于它是对人体运动力线的深刻总结和描述。这种描述,从生理上概括出参与同项运动的肌肉组分布规律;在病理发展过程中,又是病痛传变的潜在扩延线。最直接的治疗,就是"以痛为腧者,随其痛处而即为其所取之俞穴也",即直接找到这些异常点,并通过按摩等手法,或者温灸、针刺等方法疏通之,以达到松解病灶性组织、疏通经筋、止痛祛病的目的,其适应证主要是软组织损伤性病变和骨关节病变。由于经筋既连关节,又接肌肉,因此经筋异常,既可以导致骨病,也可以表现为肌肉的病变,所以既可以"骨病治筋",又可以"筋病治肉"。

（一）重视"辨筋施治"的中医临床思维

"辨筋施治"对于手法临床思路指导我们归结有三个方面的含义。

1. 筋骨失和，辨筋施治　对于经常采用的正骨手法和理筋手法被长期临床实践证明都是有效的治疗手段，但任何治疗手段都有其相对性和适应范围。"骨错缝"和"筋出槽"的发生常有轻重、缓急和先后之分。在手法治疗前"辨筋"评估就是要考虑"筋束骨""骨张筋"之间的相互关系中，哪个是主要问题，是单纯采用整复手法以达到"骨正筋自柔"还是考虑"理筋为先"；对于脊柱病更直接就是评估脊柱是失稳还是错位，首先采用固定还是调整手法的问题。

2. 以痛为腧，辨筋论治　经筋病以局部和全身疼痛为主，《灵枢·刺节真邪》所指出的："一经上实下虚而不通者，此必有横络盛加于大经，令之不通，视而泻之。此所谓解结也。"显然，解除此横络的卡压是解决大经不通，又是治疗经筋病，乃至经络脏腑疾病的前提和关键。筋结点是经筋病灶的表现形式，分为病灶点、病灶线、病灶面及多维性病灶；病灶点好发于肌筋的起止点、交会点、摩擦点、受力点、小骨粗隆、骨游离端、关节周围及皮节点痛点等，病灶线好发于骨缝线及筋膜线。"辨筋"就是去掌握这种规律、特点、部位的查灶方法，对于这些相关病灶的"不通则痛"，故"以痛为腧"施以"推、拿、按、摩"等理筋松解和牵伸手法治疗为要。

3. 辨筋施治，阴阳平衡　《灵枢·经筋》记载"经筋之病，寒则反折筋急，热则筋弛纵不收，阴痿不用""阳急则反折，阴急则俯不伸"，认识到经筋系统主要对关节屈伸和肌肉运动起作用，其病症与相应的经脉病证不同，多表现在各条经筋所过部位的筋肉，关节的运动障碍及疼痛。从肌束分布看，任何一个关节活动都需要两组不同的拮抗肌群，人群相对稳定是在骨和肌群在"平衡"下共同协作完成的。从骨关节与软组织动态结构力学上来分析病因，内为阴，外为阳，阴阳失衡就是结构力学失衡。手法就有：阳筋有病先松阴再解阳，阴筋有病先松阳再解阴之说。《证治准绳》亦云："颈项强急之证，多由邪客二阳经也，寒搏则筋急，风搏则筋弛。"由于经筋的病理变化为筋急，筋弛纵，筋痿等，手法"治痿独取阳明"即是治疗经筋痿软的一个原则。对于"筋急"和"筋弛"对应就是紧张肌肉需被动松解，松弛肌肉需主动运动训练。

治疗目标就是调整平衡，结构平衡（静态平衡），功能平衡（动态平衡），人体平衡就是"健康状态"。

（二）分期治疗的治则治法

在"从筋论治"的理论基础上建立的推拿手法分期治则。

1. 活动自律期——调整　人体劳累正气不足，风寒湿邪乘虚而入，凝滞筋脉，瘀阻不畅，或外伤劳损致气血不和，早期的筋伤病程短、病痛轻，在相关筋结点处可检出压痛，但痛性条索或结块不明显。确立"调筋为先，筋骨同治，手法调衡"指导原则。"先"的含义有二：一为时间顺序的先后，即"首先"之意；二为重要性，即"首要"之意。所以"筋骨失衡，以筋为先"。"调整"是以舒筋手法为主，以改善筋骨关系为目的。一般是对症处理结筋病灶点；并注意纠正因结筋痉挛而导致关节紊乱，用各种方法松解病变及肌肉的痉挛与痉缩，从而纠正脊柱关节应力失稳。经筋得到松解而使异常应力消除后，脊柱的序列得以恢复正常，使血管、神经根和脊髓交感神经节的刺激与压迫随之改善，从而使诸症状亦得以缓解。对于反复劳损就形成顽固疼痛点，解除此横络的卡压是解决经脉不通，治疗经筋病乃至经络脏腑疾病的前提和关键。解除经筋粘连而形成的横络，松解强加于经脉上的结络、条索压迫，这就是"此所谓解结也"。

2. 损伤失衡期——修复　一般都是由于椎旁各肌群遭受长期反复损伤，不能完全修复，"筋束骨无力"，影响骨关节生理功能，出现"错缝"与失稳。组织修复和再生能力是人体的重要功能，它受人体健康状况的直接影响。修复是指组织损伤或缺损后，由周围健康组织再生来修补恢复的过程。再生则指组织损伤后，细胞分裂增生以完成修复过程。修复可在各级水平上发生，经筋损伤即发生经筋组织的修复和再生。然而受人体内在原因的影响，其修复可能是完全的，也可能是不完全的。完全的修复是再生组织与原组织结构功能完全一致；而不完全修复则是由肉芽组织替代，是最后形成瘢痕的修复。严隽陶团队通过"推拿手法防治失神经骨骼肌萎缩的实验研究"发现推拿手法在一定程度上可延缓失神经后骨骼肌萎缩，手法促进骨骼肌卫星细胞增殖与分化。提出手法在此期积极参与修复经筋损伤，避免瘢痕的产生，瘢痕虽有重要作用，但有时会引起严重危害，这是因为瘢痕缺乏原组织的功能，在老化过程中，不仅会逐渐发生玻璃样变而丧失弹性，且发生挛缩，因此引起器官功能障碍。关节附近经筋损伤后的瘢痕，可造成肢体挛缩和运动障碍。更重要的是瘢痕常会卡压经脉，使气血阻滞不通而出现一系列涩渗聚沫反应，引起筋痹顽痛。

3. 代偿稳定期——适应　大多数退行性关节不稳症呈现进行性加重的趋

势,但常有间歇代偿稳定期,病程可持续数月至数年,甚至十余年。这些患者多为老年人,其身体肝肾功能减低,经筋再生修复功能下降,从而表现出结筋病灶及其引起的顽固痹痛。虽然也有必要针对结筋病灶进行积极治疗。相当多的顽痛痼痹,其关键原因还在经筋本身。另外,中老年人由于关节内软骨的退变、萎缩,使关节关系失去正常的承重关系,加之关节周围经筋的松弛,关节异常活动增加,也可以改变关节力线,从而使其承受肌牵拉力、脊柱重力的力线发生异常,使经筋损伤概率大大增加。加之结构异常,许多骨性畸形周围的软组织损伤后,瘀滞肿大的膨胀空间缩小,使减压机制受到限制,也使经筋在损伤渗出情况下受卡压的机会增加,故常会并发慢性经筋损伤和痹痛。由于结构的退化,关节代偿稳定逐渐形成,推拿更注重的是患者症状的改善和功能的适应,引入康复概念和手段达到适应、代偿、重塑功能的目标。通过关节功能的评估所设立锻炼方案,指导患者在负重与非负重状态下关节周围肌功能训练,提高了关节各肌群的功能及协调能力,巩固重塑的关节脊柱代偿性平衡。

(吴嘉容)

严隽陶治疗膝骨关节炎腧穴与手法的数据挖掘分析

数据挖掘是指从大量数据中,通过算法搜索隐藏于其中信息的过程。数据挖掘常与计算机科学有关,并通过统计、在线分析处理、情报检索、机器学习、专家系统(依靠过去的经验法则)和模式识别等诸多方法来实现上述目标。即数据挖掘是从在以一定格式存储在数据库中的实际应用数据中提取信息的过程。就是从大量的、不完全的、有噪声的、模糊的、随机的实际应用数据中,提取出隐含在其中的可信、新颖、人们事先不知道、但又是潜在的、有用信息的处理过程,其目的是让数据拥有者得到非常清晰而有用的结果。

各个时代保存的名医医案代表其所处时期中医技术的最高水平,其临证思维及遣方用药经验是中医学的宝藏。数据挖掘作为一门新兴技术,在中医医案当中的应用尚处于起步阶段。但实践表明,数据挖掘在中医医案的整理中确实能够发现一些隐藏于医案之中的规律,有些规律与临床相符,有些可能需要进一步探索和研究。

对于名老中医经验的总结和继承，除了跟师门诊、跟师查房、面授指导、医案整理撰写、跟师心得体会撰写外，我们还可以将跟师过程中搜集的医案、相关数据记录下来，以一定格式存储在数据库中，并且提取信息，处理信息，使隐含在有效医案中的专家经验转化为看得见的知识，不仅可以丰富和完善中医学的理论体系，同时对培养具有流派特色和技术专长的中医临床人才起到重要作用。

（一）推拿治疗膝骨关节炎腧穴部位的频数分析

根据相关研究采集的数据揭示，严隽陶治疗膝骨关节炎手法施治使用频次前 10 的腧穴与部位分别为犊鼻、膝眼、鹤顶、委中、股四头肌、阿是穴、阳陵泉、腘绳肌、阴陵泉、血海。

犊鼻位于髌骨下缘，髌韧带外侧凹陷中，属足阳明胃经，出自《灵枢·本输》："刺犊鼻者，屈不能伸。"犊鼻具有通经活络、疏风散寒、理气消肿止痛、利膝的功效。临床主治膝痛、下肢麻痹、屈伸不利、脚气等。

膝眼位于髌尖两侧凹陷处中，属于经外奇穴，《外台秘要》称膝眼为"膝目"。膝眼具有活血通络、疏利关节的功效。临床主治膝痛、腿脚重痛、脚气等。《针灸大成·胜玉歌》："两膝无端肿如斗，膝眼、三里艾当施。"《玉龙歌》："膝头红肿不能行，必针膝眼、膝关穴，功效须臾病不生。"

鹤顶位于髌骨上缘正中凹陷处，属于经外奇穴。具有通利关节、祛风除湿、活络止痛的功效。临床主治膝痛、足胫无力、瘫痪等。

委中位于腘横纹的中央，属于足太阳膀胱经。具有舒筋通络、散瘀活血、清热解毒的功效。临床主治腰及下肢病证、腰痛、腹痛、急性吐泻、小便不利、遗尿、丹毒等。《类经图翼》："头重转筋，腰脊背痛，半身不遂，遗溺，小腹坚，风痹髀枢痛，膝痛，足软无力。凡肾与膀胱实而腰痛者，刺出血妙，虚者不宜刺，慎之。委中者，血郄也……足热厥逆不得屈伸，取其经血立愈。"

股四头肌由四个头即股直肌、股中肌、股外肌和股内肌组成，肌腱构成人体最大的籽骨髌骨的韧带。股四头肌起点是股直肌起自髂前下棘，股中肌起自股骨体前侧，股外肌起自股骨粗线外侧唇，股内肌起自股骨粗线内侧唇。股四头肌止点是四个头形成一条肌腱，环绕髌骨，向下形成髌韧带止于胫骨粗隆。股四头肌的功能是使小腿伸、大腿伸膝（关节）屈髋（关节），并维持人体直立姿势。

阿是穴，又名不定穴、天应穴、压痛点。这类穴位一般都随病而定，多位于病变的附近，也可在与其距离较远的部位，没有固定的位置和名称。它的取穴方法就是以痛为腧，即人们常说的"有痛便是穴"。临床上医生根据按压患者有酸、麻、胀、痛、重等感觉和皮肤变化而予以临时认定。《千金要方》："有阿是之法，言人有病痛，即令捏其上，若里当其处，不问孔穴，即得便成痛处，即云阿是。灸刺借验，故云阿是穴也。"

阳陵泉位于腓骨头前下方凹陷处，属于足少阳胆经。《难经·四十五难》："筋会阳陵泉。"阳陵泉是足少阳之脉所入为合的合上穴，为八会穴之筋会，是治疗筋病的要穴，具有疏泄肝胆、清热利湿、舒筋通络的功效。临床主治胁痛、口苦、呕吐、下肢痿痹、经筋病变等。《灵枢·邪气脏腑病形》："筋急，阳陵泉主之。"《铜人腧穴针灸图经》："治膝伸不得屈，冷痹脚不仁，偏风半身不遂，脚冷无血色。"《类经图翼》："主治偏风，半身不遂，足膝冷痹不仁，无血色，脚气筋挛。"

腘绳肌包括半腱肌、半膜肌、股二头肌长头，腘绳肌与强有力的股四头肌相对应。股二头肌长头、半腱肌、半膜肌起于坐骨结节，股二头肌短头起于股骨。股二头肌长头和短头止于胫骨外面于腓骨，半腱肌、半膜肌止于胫骨内侧面。股二头肌长头、半腱肌、半膜肌收缩动作是髋伸展和膝屈曲，股二头肌短头收缩动作是膝屈曲。

阴陵泉位于胫骨内侧髁下缘凹陷中，在胫骨后缘与腓肠肌之间，比目鱼肌起点上，属于足太阴脾经。具有健脾利湿、通络止痛的功效。临床主治腹胀、腹泻、水肿、黄疸、膝痛、小便不利、痛经、遗精等。

血海位于髌底内侧端上 2 寸，股内侧肌隆起处，在股骨内上髁上缘，股内侧肌中间，属于足太阴脾经。"治风先治血，血行风自灭"，血海具有理血调经、化湿止痒、祛风清热、舒筋活血的功效。临床主治月经不调、瘾疹、湿疹、膝痛等。《针灸甲乙经》："若血闭不通，逆气胀，血海主之。"

纵上来看，严隽陶手法膝骨关节炎取穴继承了王纪松"取穴五法"原则，尤其是局部取穴、要穴首取。犊鼻归胃经，其气结聚于足阳明经筋；委中归膀胱经，其气结聚于足太阳经筋；阳陵泉为筋会归胆经，其气结聚于足少阳经筋；阴陵泉、血海归脾经，其气结聚于足太阴经筋；股四头肌为足阳明经筋所过，腘绳肌为足太阳经筋所过。虽然这些腧穴部位归经、所过经筋有所不同，但都属于局部取穴，所谓经络所过，主治所及，都可主治膝痛、膝骨关节炎。而膝眼、鹤顶为经外奇穴，包括阿是穴都符合要穴首取原则，为膝痛、膝痹（膝骨关节炎）主治要穴。

（二）推拿治疗膝骨关节炎腧穴部位分类的手法施治频数分析

根据相关研究采集的数据揭示，严隽陶在治疗膝骨关节炎患者时所使用的分类频次最高的是阿是穴；位居第二、第三的分别是归属于足阳明胃经和足阳明经筋的腧穴与部位，包括犊鼻、足三里、髀关、伏兔、髌尖下、髌周；归属于足太阴脾经、足太阴经筋的腧穴与部位，包括阴陵泉、血海、箕门、鹅足、收肌结节。

膝骨关节炎手法施治首取阿是穴既是一指禅推拿"循经络、推穴位"学术思想的体现，又遵循"要穴首取"的手法取穴原则，更是本病"从筋论治"手法施治"以痛为输"重要治则的体现。《类经》云："以痛为腧即其痛处是也。"《黄帝内经太素》曰："输，谓孔穴也。言筋以筋之所痛处，即为孔穴，不必要根据诸输也。以筋为阴阳气之所资，中无有空，不得通于阴阳之气，上下往来，然邪入膝袭筋为病，不能移输，遂以病居痛处为输，故曰筋者无阴无阳、无左无右以候痛也。《明堂》根据穴疗筋病者，此乃根据脉引筋气也。"因此经筋病的一个主要病机特点就是邪结于筋而伤络，气血壅滞不得输布，不通则痛，因此疼痛是经筋病的主要症状，故以痛处为腧。推拿治疗膝骨关节炎"以痛为腧"，就是在本病所在得病灶处按摩施术，以达到舒筋通络、宣痹止痛的功效，在具体的操作手法上可选用按法、揉法、一指禅推法等。

而足阳明胃经和足阳明经筋、足太阴脾经和足太阴经筋的腧穴与部位分别位居第二、第三位，一方面与膝骨关节炎的发病特点有关，同时也体现了王纪松"取穴五法"之"循经取穴""表里经取穴"的手法取穴原则。膝骨关节炎早期多表现为髌股关节病变，主要表现为膝关节方前周围的疼痛，而足阳明经筋循膝前而过，绕膝髌骨周围，临床上这样的膝骨关节炎病变多辨证为足阳明经筋证。如《灵枢·经筋》云："足阳明之筋……邪外上加于辅骨，上结于膝外廉，直上结于髀枢，上循胁，属脊……其病足中指支胫转筋，脚跳坚，伏兔转筋。"阳明经筋从髌骨外侧循行至股骨大转子，恰过股外侧肌，"其直者，上循骭行，结于膝"，足阳明经筋循行股内侧肌、股中间肌、股直肌。足阳明经筋"束骨利关节"，具体在膝关节反映的是膝关节功能，即膝关节稳定性、关节活动的有序自如有力。而膝骨关节炎患者的流调显示内侧胫股关节病变排在首位，主要表现为内侧膝痛，恰与足三阴经筋通行有关。《素问·血气形志篇》云："夫人之常数，太阳常多血少气，少阳常少血多气，阳明常多气多血，少阴常少血多气，厥阴常多血少气，太阴常多气少血。此天之常数。"足阳明胃经多气多血、足太阴脾经多气少血，脾胃为后天之本,气血生化之源。《素问·痿论篇》云:"阳明者,五脏六腑之海,主润宗筋,宗筋主束骨而利机关。"十二经脉合于宗筋,脾胃互为表里,而脾胃虚弱,气血生化无源,气衰血少,阳明经脉空虚,其主肉、主润宗筋的功能减弱或消失,则肢体痿废而不用,膝痛、膝骨关节炎是其一种病理状态。因此,膝骨关节炎手法治疗是多取足阳明经、足太阴的腧穴与经筋部位,以激发脾胃之气血,濡润宗筋,气血以流,柔筋健膝。

综上而言,严隽陶手法治疗膝骨关节炎首取"阿是穴",次取足阳明经、足太阴的腧穴与经筋部位,充分继承了一指禅推拿大家王纪松"取穴五法"之"要穴首取""循经取穴法""表里经相配取穴法"的手法取穴原则。同时,也与膝骨关节炎好发内侧胫股关节、髌股关节,足阳明、足太阴经脉与经筋循行而过主治所及有关。更与膝骨关节炎痛点分布规律、经筋疾病"以痛为腧"治疗原则有关。

(三)推拿治疗膝骨关节炎施治手法的频数分析

根据相关研究采集的数据揭示,严隽陶治疗膝骨关节炎的主要手法是一指禅推法、擦法、揉髌手法,这三种手法使用率达100%。结合具体病例发现多在胫股关节病变患者使用摇法与拔伸法,但膝骨关节炎后期关节骨性肿胀、强直、屈曲畸形者,髌股关节病变者多不采用,而都以理筋为主。辨为寒证多使用擦法。

一指禅推法、擦法是丁氏推拿的特色手法、标志性手法,而揉髌手法是丁氏第三代传人王百川治疗膝骨关节炎的特色手法,严隽陶作为丁氏推拿第四代传人全面秉承丁氏推拿手法特色,将此三种手法娴熟地运用于临床膝骨关节炎的治疗。

严隽陶认为:"沉肩、垂肘、悬腕、掌虚、指实乃一指禅推法之动作形态指要,紧推慢移实为操作指要,循经络、推穴位为治疗指要,禅则贵为指要之神也。"严隽陶指出推法的推拿手法名称概念,是用手指、掌根、手掌按于人体部位及穴位上向前或螺旋式"往而不复"地推动。而唯独"一指禅推法"不同于统称的推法,其实质是连续而又移动地按法操作,是一种连续的点状刺激。尤其适用于"穴位"及局限的压痛点上操作。"一指禅"之"禅"就是医患双方共同将散乱的心念静虑于一处(于医者为拇指之端,于患者为医者拇指所点之穴),医者调匀气息,意念守一,凝全身之内劲功力于拇指之端,潜心探究患者之疾病所在,继而循经按穴,扶正祛邪,是一种推拿操作"意到气到,气到病除"的境界。一指禅推法治疗膝骨关节炎时，手法柔和深透，柔中寓刚，刚柔相济，以柔为贵。操作于上述腧穴部位，多承丁氏推拿第三代传人、一指禅推拿大家朱春霆所言"力透溪谷、调和营卫"，舒筋通络，宣痹止痛。

严隽陶指出"以第五掌指关节背侧为吸点吸附于体表施术部位上，以肘关节为支点，前臂主动做推旋运动，带动腕关节做较大幅度的屈伸和一定的旋转活动，使手背偏尺侧部在施术部位上进行连续不断地滚动"是㨰法的操作要领。"㨰法"与"滚法"都属于摆动类手法，操作频率都在每分 120 次左右，但两者施术的着力点与操作有所不同。"滚法"是术者手握空拳，用示指、中指、环指、小指的近侧指间关节骨突着力于体表，腕关节放松，以肘关节为支点，前臂做主动摆动，带动腕关节的伸屈运动，使指骨间关节背面在受术部位上做连续、均匀的来回滚动。"㨰法"是以手掌背部近小指侧部分贴于治疗部位上，掌指关节略为屈曲，然后进行腕关节最大限度的屈伸及前臂旋转的协同运动（相对"滚法"而言，"㨰法"的腕关节屈伸幅度更大一些），使掌背部近小指侧部分在治疗部位上作来回运动。㨰法施治于膝骨关节炎患者，施术时既能循经走穴，行经理气，用于点线刺激；更侧重于对经筋面的刺激，柔以疏筋，舒筋通络，且彰显㨰法流派特色，多配合膝关节主、被动运动。

特色揉髌手法以手掌握拿髌骨，以腕带掌缓缓揉动，以髌股关节间微微有热为度。揉髌手法施治膝骨关节炎，能够充分放松膝关节周围痉挛紧张的肌肉，使粘连的髌骨周围软组织得以松解，从而使骨内压降低；揉髌手法还能促进膝关节血液循环，改善关节囊滑膜的血供，促进腔内滑液的正常分泌，减少关节软骨细胞的过度凋亡，减缓关节软骨组织的退变，从而改善症状，恢复关节功能。

摇法、拔伸法属于运动关节类手法。丁季峰强调㨰法施治时要配合被动运动，并结合治疗性锻炼。严隽陶在继承丁季峰学术经验基础上，在治疗膝骨关节炎时强调手法结合主动运动、抗阻力运动为主，对于关节强直患者一定要注意选择性使用摇法、拔伸法。严隽陶指出，被动运动是在临床手法操作过程中，根据患者的生理、病理，正确适当地对患部关节进行针对性的各项被动动作。被动运动的方式、幅度的大小以及快慢，都必须要根据关节病变状态，如关节粘连、痉挛、强直、硬化程度以及患者体质的强弱，病期长短等来进行。因此，要严格限制在关节正常许可范围内进行，切忌不顾一切、运用粗暴蛮力、盲目地对病变关节进行强制性、大幅度的伸屈等被动运动，以免使患者遭受难以忍受的剧痛，引起不良反应,甚至对关节囊、韧带、肌腱等造成新的损伤,或发生骨折、骨裂、关节脱位等。正确使用摇法、拔伸法可以协助手法的操作,起到松弛皮肉筋脉的挛急紧张,分离粘连、纠正骨节开错、增强肌力、滑利关节、疏通经络、活血化瘀、理顺筋脉等作用。

严隽陶认为膝骨关节炎患者大多数是风寒湿痹阻经筋,表现为筋肉挛急。寒者热之,擦法适所用也。擦法是内功推拿的特色手法,以手掌的全掌、大鱼际、小鱼际着力于施术部位,腕关节放平。以肩关节为支点,上臂主动运动,通过肘、前臂和腕关节使掌指面,或大鱼际,或小鱼际做前后方向的连续擦动并产生一定的热量,以透热为度。推拿治疗膝骨关节炎时,擦法可以温通筋络,行气活血,化瘀止痛。

简言之,严隽陶推拿治疗膝骨关节炎的手法主要是一指禅推点(腧穴)、线(经脉)为主以期"力透溪谷、调和营卫";擦法施于面(经筋)以期柔筋理筋、气血以流;揉髌以松筋通络、滑利关节;辅以摇法拔伸伸筋健膝,通利关节;擦法以点带线带面,以期温通筋络,化瘀止痛。

(龚利)

推拿疾病谱的变化

严隽陶在上海中医学院附属推拿学校求学期间,参与编写了国内最早的几本推拿学教材之一的《推拿学》。这本书中论及的推拿适应证有数十种,仅以该书中所列的内科病证为例,就包括:痹证、腰痛、胃脘痛、胁痛、胃虚(胃下垂)、脾胃不和、神经性呕吐、久泻、便秘、头痛、高血压、劳倦内伤、半身不遂、昏厥、口眼歪斜、四肢痉挛、肺痨(肺结核)、肺胀(肺气肿)、哮喘、暑病20种。这些在目前看来诸多颇不规范的病名体现了推拿疗病的多样性。近10年来,我们在许多中医期刊上看到了更多的推拿所能治疗的内妇科病种。但是,实际上,目前推拿临床上常见的内科病种却日趋减少。这其中的原因可能是由于整体疾病谱的变化,也可能是因为推拿临床疗效的变化。当然,原因会有多种。注意到这种变化,努力适应并开拓新病种,体现了严隽陶的高明之处。

由严隽陶主编的"十一五"规划教材《推拿学》中,推拿主治的内妇五官科病种包括:头痛(偏头痛)、眩晕、失眠、高血压病、感冒、咳喘、冠心病、心悸、胃脘痛、慢性胆囊炎（胆绞痛）、呃逆、腹泻、便秘、癃闭、中风后遗症、面瘫、痛经、月经不调、乳痈、近视、乳蛾21个。其罗列的病种与20世纪60年代的版本相比，增加了心脏疾病和妇科疾病，但没有述及肺系疾病，尚不能准确反映出现代推拿内妇科疾病谱的变化。只是其中西医混合的病名，尽管比20世纪60年代的版本略有所进步，但仍然缺乏逻辑上的一致性。其实严隽陶关注着推拿适宜病种的变化，在疾病名称方面遵循以中医病名为主，兼顾西医诊断名称，努力使推拿保持中医特色。在推拿确切有效的病种选择上，由于这是一个即将开展的工作，在"十一五"规划教材中并无反映。由此，鉴于教材更多是集体的智慧，单纯从教材的资料上并未体现出严隽陶在疾病谱发展上的贡献。

在20世纪90年代后期，严隽陶开始关注一个新的病种：骨骼肌减少症，或称为老年骨骼肌衰弱。严隽陶认为，骨骼肌减少症是老年人骨质疏松症、骨关节炎的诱发因素，随着大众对健康的愈加关注，疾病的早期防治将成为临床治疗和保健的主流。与此同时，严隽陶要求我们对中风后遗症要重新认识，重视中医推拿参与康复治疗；要重视颈椎病发病率的上升趋势，重新认识颈椎病与颈部伸肌力量变化的相关性；不能忽视推拿保健领域，尤其是疲劳综合征，对目前社会上流行的某些不科学的保健按摩做法，作为推拿专业学会，要起到指导和引导的作用。

严隽陶认为，推拿应该与时俱进，密切关注疾病谱的变化，在继承传统病种的推拿治疗特色的基础上，不能失去对新的疾病出现的敏锐度，否则推拿医师何异于工匠。

严隽陶国家级名老中医康复推拿工作室曾经参照国际卫生组织拟定的针灸治疗疾病谱就推拿的疾病谱做了初步的整理研究工作，由于推拿领域的随机对照双盲试验研究很少，无法提取高质量的临床证据，因此研究推拿的疾病谱不能完全参照针灸疾病谱的模式。

推拿疾病谱的制定必须考虑以下几点。

1. 推拿有优于针刺疗法的地方　① 纠正关节错位。② 全身大面积地放松。③ 对血管截断与疏通。④ 对脏器的直接挤压。⑤ 对空腔脏器的振动刺激。⑥ 可以在患者中广泛推广的自我按摩等。

2. 推拿不同于其他疗法的独特优势　如儿科某些疾病推拿疗法的介入可以不用药或少用药，某些内科疾病如糖尿病、高血压、慢性肠炎等疾病，需要长期用药物,推拿的介入可以帮助提高身体素质,逐渐减少用药量。

此外,推拿还有导引锻炼法以及自我按摩法,在养生保健中是必不可少的手段。导引和自我按摩可以划到广义的自我按摩类(老子的天竺国按摩法就是以按摩命名而内容实则是自我导引法)。

基于此,推拿应当发挥主动推拿和被动推拿相结合的原则,拟出疾病谱。

(孙武权,许军)

读《素问·举痛论篇》有得

对条文"其痛或猝然而止",我认为刺痛符合此句描述,刺痛是指疼痛如针刺状,是瘀血致痛的特点,多由于瘀血阻滞血行不畅所致。"或痛甚不休者",我认为疼痛缠绵不绝,绵绵作痛,属于虚痛的范畴;"或痛甚不可按者"为疼痛剧烈,拒绝触碰,属于实痛的范畴;"按之则痛止",病者痛,对其施予按法则其痛止。

疼痛是临床上最常见的一种自觉症状。疼痛有虚实之分,实性疼痛多因感受外邪,气滞血瘀,痰浊凝滞,或食积或虫积或结石等阻滞脏腑经脉,气血运行不畅,即所谓"不通则痛";虚性疼痛多因阳气亏虚、精血不足、脏腑经脉失养所致,即所谓"不荣则痛"。疼痛根据性质可分为胀痛、刺痛、冷痛、灼痛、重痛、酸痛、绞痛、空痛、隐痛、走窜痛、固定痛、引痛。在这些分类中有一部分痛症是十分适合进行按法治疗的,如胀痛(气滞作痛的特点)、刺痛(瘀血致痛的特点)、冷痛(阳气亏虚或寒邪阻滞经络所致)以及因剧烈运动肌肉疲劳所致的酸痛、因寒邪犯胃引起的胃绞痛,因寒邪侵袭少腹引起的经期隐痛等。

在《内经》之《素问·举痛论篇》中说:"按之则气散,故按之痛止。"而现代医学研究表明,推拿能使局部毛细血管扩张血流加快,同时调节内脏功能,所以在临床上对一些痛症使用此法,能收到很好的疗效。

按法治疗痛症的具体作用表现为以下几个方面:① 活血化瘀:按法能促进肢体组织的活动和气血的流通,能促进损伤组织周围的血液循环,所以对局部软组织损伤的恢复可以起到活血化瘀、祛瘀生新的作用。② 疏通经络:按法作用于肢体能使其产生温热,加速气血的周旋,因此,对寒邪凝滞脉络、瘀血闭阻所致的病症,效果较好。③ 解痉镇痛:按法有放松肌肉、解除痉挛以止痛的作用,对临床上急性发作的疼痛病患,用按法治疗常可收到立竿见影的效果。综上所述,瘀滞得以祛,经络得以通,痉挛得以解,故不痛。"通则不痛"是也!

以下给予举例说明:如按法治疗寒邪犯胃的胃痛,对患者施予按法,按压腧穴脾俞穴、胃俞穴,以酸胀为度。此类情况下按法通过促进局部寒凝的气血流通,促进积滞的腧穴所在经络的疏通,从而达到气血运行正常,经络气血通畅,进而机体正气提升,抗邪能力增强,最终正气得以充沛,邪不压正,邪气得以驱散,则患者病痛止。再如按法治疗寒邪侵袭少腹引起的痛经,对患者施予按法,按三阴交、关元、气海等穴,以疼痛缓解为度。按法能通气开郁,活血化瘀,气为血之帅,血为气之母,气通则血行,气血流通,则痛消。故此类病症也是通过按法疏通经络,散寒驱邪,从而达到按之痛止的良好效果。

按法之所以能止痛,主要就是经络的传导和气血的通畅,由于经络是气血运行的通路,内属脏腑,外络肢节,通达表里,贯穿上下,使人体形成一个整体。腧穴是精气输注之处,而当腧穴积滞不通时又是疾病的反应点,故其又是治疗的作用点。因此当用按法刺激穴位时就会通过经络传导到病变位置,从而达到止痛的效果。

但现在关于按法治疗痛症的一些理解,在某些程度上与一些基础理论相违背,比如实证的痛症多痛而拒按,但由寒邪引起的腹痛在点按天枢、神阙穴后反而得到缓解;而虚证多是痛而喜按的,但按法对于明显虚证的痛症治疗效果不是很好,或许是我临床经验不足,或是理解出现偏差,这使我有些困惑,望老师能给予解答。

(吕强)

《儿科推拿摘要辨证指南》读书心得

《儿科推拿摘要辨证指南》是国家中医药管理局组织整理的众多古籍之一,属于珍稀抄本,约成书于1873年,是晚清医家王兆螯所辑录。

(一)立足小儿基本特点,四诊之中尤重望诊

小儿与成人不同,形气未充,脏腑柔弱,智慧未成,有其独特的生理病理特点,因而在疾病的诊断过程中四诊运用应当有所区别。王兆螯在开篇即提出:"保婴一术,名曰哑科,口不能言,脉不能视,盖欲知小儿之病,必审其色。"因而特别重视望诊的运用。他在"入门察色""五视法"等篇中对望诊的方法和要点进行了

总结,强调通过小儿神色、五官、五色、形体、指纹、斑疹、二便的观察,确定病因、病位、病机,判断疾病的预后,经验独到,简便易行,丰富了儿科推拿诊断学的内容。

（二）强调推拿的特殊疗效

该书在"总论"中强调推拿对小儿疾病有特殊的疗效,认为"推拿一道,真能操造化夺天工矣,岂不神欤"。概括地论述了小儿推拿的原则和注意事项,他说:"惊有危急生死之症,法有捏推拿做之功。先须寻筋推擦,次用灯火按穴而行。审病针灸,对症投汤,无不随手而应。"告诫医生"毋偏己见,毋做聪明",要"因症次第,分别而施"。

（三）提出了手部和头面部的推拿操作常规程序

该书在治疗方法上,强调推攒竹、推坎宫、运耳背高骨等法,认为推拿时要按"推拿手部次第"和"推拿面部次第"等顺序而作。即手部和头面部的推拿操作常规程序。如:"推拿手部次第:一推虎口三关,二推五指尖,三燃五指尖,四运掌心八卦,五分阴阳,六看寒热推三关六腑,七看寒热用十大手法而行,八运用肘。""推拿面部次第:一推坎宫,二推攒竹穴,三运太阳,四运耳背高骨,五掐承浆一下,六掐两颊车一下,七掐两听会一下,八掐两太阳一下,九掐眉心一下,十掐人中一下,再用两手提儿两耳三下,乃推拿不易之诀也。"

清代小儿推拿临床应用广泛,小儿推拿专著增多,诊疗水平不断提高,在民间应用小儿推拿颇为多见,在清代出现了一批著名的小儿推拿专著,在这些专著中也有医家谈到辨证论治的问题,但大多散在于其他篇章中,未明确提出。而王氏在《儿科推拿摘要辨证指南》中把推拿手法、选穴组方作专篇论述,具有独特的意义。本书说明辨证施法在小儿推拿治疗上的作用,在内容上对疾病的病因病理、疾病所在的部位、在气还是在血、虚证还是实证、热证还是寒证、单一的疾病还是多种疾病并存等这些情况都做了分析和阐述;尤其强调望、闻二诊的重要性,详细阐明囟门、面部、虎口、指纹,以及精神、声息等的变化,然后介绍推拿穴位、手法、操作顺序等,并运用多幅图解说明各种推拿法的操作方法,图文并茂,一目了然。王兆螯在抄录前人的基础上糅合了自己的学术观点,从诊断、手法操作顺序、手法补泻的角度,说明了辨证论治在推拿手法中的运用。

综上所述,《儿科推拿摘要辨证指南》一书在疾病诊断,手法运用方面依岐黄之理,宗幼科之要,博采众家之长,发前人之所未发,其所总结出来的宝贵经验,为后世小儿推拿的延续和发展提供了条件,进一步奠定了辨证施法的学术基础,具有较高的学术价值，值得我们去发掘、整理，以期能更好地传承下去。

（林强）

《素问·骨空论篇》之读书心得

坐而膝痛，治其机。

对"坐而膝痛"的理解，古代医家多未作注。结合膝关节患者的临床表现，可能有两种解释：一是患者下蹲时膝关节弯曲受限引起的疼痛，二是久坐以后患者膝痛站立时疼痛加重，前者动而后者静。从其治法来看，机即枢机，此指髋关节而言，枢机之用在于运转，运转不利之病，当以膝关节为甚。高士宗云："坐而膝痛，则机关不和。"

"机"，《素问·骨空论篇》篇释曰："侠髋为机。"王冰注："髋骨两傍相接处。"诸家注亦大同。然这一解说对治疗部位的选取并无太大帮助。较有创见的注释来自张介宾："侠臀两傍骨缝之动处曰机，即足少阳之环跳穴也。"是将机的部位特征表述为"动处"，并明确将环跳穴处作为取治点。按《释骨》："其（股骨）斜上侠髋者，则所谓机也。"即如前云，机是指股骨干以上之大转子等部位。从体表部位来看，股骨大转子对应的凹陷处，是下肢运动之枢纽，正合"机"之义。考《针灸甲乙经》中环跳穴"在髀枢中，侧卧伸下足，屈上足取之"，其位置正与此同。

据此在临床诊治膝关节疾病的过程中，抛开传统的局部取穴，采用针刺环跳穴，待得气后，行提插捻转，使气至腘窝或脚踝处，留针 20 min 后起针。患者均感觉膝关节处轻松，下蹲起立如常。该法取穴少，疗效快，临床试用下来，患者反应良好，值得今后进一步探讨。

（郭艳明）

附　篇

附录一　严隽陶序跋选录

（一）《推拿学术经验交流会论文集》前言

中医学推拿疗法，历史悠久，早在 2 000 多年前的医学文献中就有记载。推拿疗法在漫长的发展历史中，形成很多学术流派，从手法操作到治疗经验都积累了丰富的内容。

为了沟通各地的推拿学派和经验，进行交流切磋，我院于 1979 年 7 月 12 日到 17 日，在上海中医学院召开了推拿学术经验交流会。应邀到会的有 26 个省、市、自治区和一个解放军单位的代表，共 108 人。会议收到论文资料 98 篇，内有推拿流派和老医师的经验介绍、临床疗效观察和分析、治疗机制的探讨、推拿发展史研究及国内外推拿文献综述等。参加交流的推拿学术流派有正骨推拿、点穴推拿、内功推拿、气功推拿、小儿推拿、滚法推拿、一指禅推拿、腹诊法、指拨法等。还有五部推拿手法教学片在会议中进行了放映。

这次交流会，是推拿学术界一次空前的盛会。会上，相互观摩的手法，缤纷多彩；各自介绍的经验，内容丰富，反映了我国传统推拿的特色以及在近代发展上的成果。现将会议前后收到的文章辑成这本选编，以供从事推拿的临床教学和科研工作者的需要。

参加选编工作的主要有我院伤骨科主任郑效文、推拿科主任医师丁季峰、中医实验室主任曾兆麟以及天津医院院长陶甫，我院基础部主任裘沛然参加本书的审阅。

由于我们业务水平有限，在编辑工作中疏漏处一定很多，热望专家们予以批评指正。

本书由于编排印刷上的问题，延迟了出版，请读者鉴谅。

（二）《推拿问答》前言

中医推拿防治疾病的科学性及其价值，已是毋庸置疑。这不仅在中医推拿2 000余年的发展历史中得到证实，而且在当前现代科学迅速发展的时代，依然能受到广泛的重视和应用。现在，想了解、学习中医推拿的医务人员和非医学界的爱好者颇多。虽然推拿著作并不匮乏，但学习者，由于不同的专业、文化层次，以及受到时间的制约，有不同的要求。有望循序渐进、由浅入深者，有盼系统提高者，有求解疑者，有愿灵性阅读、日积月累者。目前，还缺少能适应这些不同需要的推拿书籍。为此，我们受中医经典《内经》设问答疑的对话体裁启迪，编写了这本《推拿问答》，以往补此一阙。

本书根据推拿学科体系的内在联系，分成几个相对独立的单元，每个单元设问题若干，每个问题能独立成篇。这些问答，有的是平铺直叙、作由浅入深的介绍；有的是针对读者容易产生兴趣的问题，由一点而生发开去；有的设问是推拿学科中的关键所在，重点阐述；有的是通过对比、联系的设问解答，加深读者的印象。总之，我们的愿望是，一问一答不失学科的统一性，形式活泼不离学科的科学性。由于我们的水平有限，可能事与愿违，希望同道及读者批评、指正。

本书如为非医务人员的初学者所读，尚需在两个方面予以加强：一是加强中西医基础知识的修养，二是加强推拿手法操作锻炼的实践。

岳阳医院冯燕华医师在我们的编写工作中，给予了协助。在此，谨致谢意。

（三）《实用中国保健推拿》序

中医学的古代经典著作《素问·四气调神大论篇》中说："是故圣人不治已病治未病，不治已乱治未乱，此之谓也。夫病已成而后药之，乱已成而后治之，譬犹渴而穿井，斗而铸锥，不亦晚乎！""治未病"是中医学中一个极其重要的理念。由于中医学认识疾病、指导治疗重视整体观念、辨证施治，所以将当今所谓的养生、保健、医疗康复融汇于一体，根据人得病萌芽、发生、发展、转归的不同时期，采取不同的措施，使其"各得其所宜"（见《素问·异法方宜论篇》）。推拿是中医的外治法，在中医对待疾病的不同阶段，分别发挥着养生保健、治病康复的积极作用。

目前，医学已分为四大部分，即预防医学、保健医学、临床医学和康复医学。同时，医学模式也已从"生物"医学模式转变为"生物—社会—心理"医学模式。世界卫生组织对"健康"的定义已确定为不仅是"没有疾病和虚弱"，而是"身体、精神和社会生活方面都处于一种完全良好的状态。"这样,中医学"治未病"的理念及其运用内服外治的手段,越益显示出积极合理的意义。于是,中医保健医学随势得到了迅速的发展,成为一门独立的学科,中医保健推拿,也为此应运而生。范立伟就是当代此领域的一位优秀开拓者。本书《实用中国保健推拿》及先前出版的《实用推拿保健学》和专题片《中国保健推拿》,是他几十年医疗实践和悉心研究的成果。

范立伟的《实用中国保健推拿》,我拜读后体会,有三个特点。

其一,源深。范立伟的保健推拿,发自几千年的中医推拿及其近代上海的三大推拿学术流派,注重对保健对象的"辨证",强调推拿手法施术的"功力"。

其二,达变。中医推拿在医疗过程中,面对的是"病",将这些方法应用到保健对象时,不能依葫芦画瓢,要有一个"扬弃"和"创新"的过程。范立伟的这一套保健推拿方法,脱胎于传统推拿,又不同于医疗推拿,可以说:既是变有宗,又是变出新。

其三,随俗。这里说的俗,不是庸俗,而是世俗。保健推拿的推行和发展应紧贴当前的市场经济和商品社会的要求。范立伟的保健推拿不是象牙塔里的展览品,有很大的实用性,尤其适用于亚健康状态的防治。

现在,保健推拿已充斥着我们这个社会。有时,我们感到有些"滥"。且不论其中有碍风俗的问题,就以休闲放松保健的技能来说,也不乏粗制滥造者。因此,我建议从理论知识、技能训练、组织管理、经营服务这几个方面,以《实用中国保健推拿》等规范著作作为实训教材,对保健推拿技术人员和经营管理人员进行分阶段的培训,是使保健推拿发展的重要途径,让推拿的"治未病"发挥更大的作用。

正处于这样的感触,并对该书价值的认识,我乐此作序。

(四)《五行健骨操》序

骨质疏松症目前已成为危害老年人健康的主要慢性疾病。其高发病率不仅使患者生活质量明显降低,同时也给社会和家庭造成较大的经济负担。因此,世界各国都在大力开展骨质疏松症的防治和研究工作。

中医学作为祖国的瑰宝,具有几千年的悠久历史。在《内经》等中医典籍中很多关于"骨痿""骨痹""腰背痛"的记载,就是对"骨质疏松"的论述。近年来,中医药防治骨质疏松症方面的优势明显显现,尤其在非药物治疗方面,如八段锦、易筋经、少林内功、太极拳等运动功法,可明显改善骨质疏松症患者的症状。

"五行健骨操"是岳阳医院致力于骨质疏松防治研究的多名专家,基于多年的临床实践经验,结合中西医学理论知识,融中医"未病先防、既病防变"的"治未病"思想,创编而成。该操动作明了,简单易学,安全性高;不仅继承和弘扬了中国传统文化,而且在前期的应用中也获得了良好的社会反响,为广大患者所接受。

为了将"五行健骨操"更好地普及推广应用,"五行健骨操"研究课题的承担者拟将该操编撰成书籍,以飨更多患者。该书图文并茂,并配备影音材料,以期通过推广"五行健骨操",使其成为更多的骨质疏松症患者防治和远离骨质疏松的好方法之一。《五行健骨操》一书的两位主要作者,史晓主任长期从事中西医结合防治老年病的工作,尤对骨质疏松症有较深的学术研究;刘玉超博士不仅自幼习武,拓展多种武术套路,而且对于中国传统功法的基础研究成果颇丰。他们的经历与成就,使本书具有严肃的科学性和可行的实用性。

(五)《中医文献杂志》卷首语《见文亦见人》

宋代朱熹在注《论语·八佾》中"文献"两字时说:"文,典籍也;献,贤也。"当今,我们研究古代文献,既需要阅读文字资料,又要聆听、请教有经验的师长贤者。研究古代文献,必须见文亦见人。研究中医古代文献,也不例外。

中医文献研究工作,一是要收集、占有中医学的大量文字资料、实物音像,二是要汇集时代的中医英才。但仅停留在文物的收集,则不足以对文献的深入研究,必须考证辨识,去伪存真;如仅停留在人才的汇集,也不足以发挥人才的作用,必须创造条件,便中医才俊畅抒见解,相互切磋。

现在,我们要开展中医研究,一定要由"文献挖掘"跨到"文献应用"。

(六)《古本易筋经十二势导引法》序

中国古代的文化,未必皆宝典。但越千年传承,而应用至今者,必是精华。千年的扬弃沉淀,使精华越加亮艳,内容更加丰富。在经年的发展过程中,它凝聚着无数古人、今人的智慧和心血,弥足珍贵。

易筋经是中国传统的养生功法,据文献记述,有上千年的历史。在不同年代、不同区域,易筋经十二势动作、要领、姿势名称,大同小异。但在习练、传承过程中,融入了各位宗师的个人经验和体会,然后总结心得,著书立说,形成了不同的版本。后人整理时,比搜寻古本、善本作为研究的基础。严蔚冰推广的"古本易筋经十二势导引法"，是依循明末清初"衙门藏版"的古本图谱，综合《达摩易筋经》《达摩洗髓经》的方法，在上海地区流传也有百年之久。2009年，在上海市政府批准为上海市非物质文化遗产。2014年，又被中华人民共和国国务院批准为第四批国家级非物质文化遗产代表项目。

研究中国古代文化，以"文献"为重。文者文字，献者贤人。文字（包括图片）是静止的记录；而代代相传的贤达之士，则是活的文化。如果说，作为非物质文化遗产的"古本易筋经十二势导引法"是静止的文化遗产的话；那么，严蔚冰自幼习武术，精于导引。他遍访名师，寻友切磋，剔杂存珠，不仅忠实地复生了千年古导引术"易筋经"，而且与当代医学专家结合，一起攻治顽疾。如帕金森病的导引康复法〔见《帕金森病导引康复法（图解）》一书，2013年由人民军医出版社出版〕，已成为帕金森病患者有效的康复方法。

我由于执业的工作性质，对"易筋经"素予关注，虽不精，但时习；虽无名，但勤究。在研究项目中，我与同事们观察到，"易筋经"对减缓骨骼肌增龄性萎缩，能产生积极的作用，并可促进骨骼肌Ⅰ型肌纤维的功能。因此，我感到严蔚冰大力推广"易筋经"，不仅继承、发扬了非物质文化遗产，而且对一些难治性的慢性病和老年病的预防、治疗，亦甚有益。

应严蔚冰之嘱为本书作序，为深感不安。我们曾在上海某社区推广过"易筋经"锻炼，出现万人练"易筋经"的热烈场面。但我们此次的工作，尚属于初探，深度和持久性远逊于严蔚冰的业绩。为此，奉上数言，以抒我对严蔚冰的敬佩之情。

（七）《在家做推拿——常见病防治图解》序言

当前维护人的健康，越来越注重综合的环节链。世界卫生组织曾对"健康"概念定义是，不仅是没有疾病和虚弱，而是在身体上、精神上和社会生活上处于完善的状态。生物医学模式已经进入"生物—社会—心理医学模式"。根据人健康的不同状态，分别采取养生保健、疾病预防、积极治疗，主动恢复等措施。不同状态所采用的不同措施，也可在医院、社区、家庭等不同场合应用。对此，中医学不仅在理论上已有阐述，而且在方法上也提供了不同内治、外治的丰富内容。

推拿，又称按摩，是中医学中重要的外治法。在中医学理论的指导下，应用手法和功法防治疾病，应用范围广泛，涉及内妇科、骨伤科及儿科等疾病。由于开展推拿防治疾病，需要的设备及环境条件相对比较简单，所以易与推广。不仅在医疗机构和基层卫生中心中开展，而且也可在家庭中使用，甚至个人也可掌握自我推拿，以养生保健、缓解病症。

但作为非医人员操作推拿手法，必须要了解人体的基本构造及常见疾病的知识，熟悉中医学相关的经络腧穴，尤其要认真训练手法的操作技巧，防止因手法生硬、操作不当而产生的副作用。一旦发生异常，需请推拿专科医务人员予以处理。

本书主编方磊博士及副主编刘晓丹博士、蒋诗超博士、孙萍萍硕士，都是推拿学科的青年才俊，在理论上和技能上具有丰富的素养和娴熟的技能。由他们编写的该书，深入浅出，图片精致，以图解义，易使学习者理解掌握。

方磊博士等编写者为基层和家庭推广常见病的推拿防治方法，做了一件很有意义的工作，故乐而为序。

（八）《中医手法养生》前言

《中医手法养生》是根据上海市老教授协会的建议和社区居民养生保健的需求，组织编写的系列丛书之一。

推拿，作为人类社会起源最早的中国传统医疗保健方法，以其独特的技能和卓著的功效显耀着灿烂的异彩，为人类的健康保驾护航。传统的推拿包括两部分：一是手法治疗，二是功法锻炼。《中医手法养生》重点介绍常用手法的自我按摩和治疗，以及一些简单的功能锻炼。至于推拿的功夫锻炼可参照曹仁发主编的《功法养生》。由于针对推拿手法的养生保健内容较多，所以本书分为上、下两个部分。上半部分主要介绍了推拿的源流及发展、推拿的基础理论、推拿的常用穴位和推拿常用穴位和推拿常用的手法，以及自我保健推拿。下半部分主要介绍一些常见症状的手法治疗及自我保健按摩。由于这一部分是探讨疾病的养生保健，所以每节的前半部分为疾病概述、中西医对该病的理解，再结合对疾病的答疑，使读者对该病有一个简要的认识。后半部分重点介绍了该病的手法保健、自我功能锻炼，每个动作配有图片介绍，使读者按图索骥，很快就能掌握。每一节的正文前都设有引言，列有简要病案，并提出一些疑问，引发读者兴趣，使读者有欲阅读正文，求取答案。文末设有专家点评，有提纲挈领、画龙点睛之妙。《中医手法养生》是一本适合各阶层读者的保健养生指导丛书，其内容既通俗易懂，简洁明了，一学即会，又具有实用性、科学性，有一定的学术内涵。

本书的编委由我院推拿专业的硕、博士团队组成，他们对本专业的研究及临床都有比较深刻的认识。在科普、实用的指导原则下,三易其稿,历时半年余,方始完成。由于我们对于通俗科普读物的撰写缺乏经验,难免存在不足,敬请读者不吝指正,待以后修正、充实与完善。

（九）《李业甫推拿学术思想与临证传真》序

当我拜读安徽省中西医结合医院何光远院长主编的《李业甫推拿学术思想与临证传真》一书的书稿后,我高兴地看到同窗好友李业甫、白效曼伉俪携手行进在人生道路上一举手一投足、一颦一笑生动的生活情景,以及他们在推拿学、针灸学学科建设工作中,用辛勤汗水铸就的辉煌。并且,对受业于李业甫教授的何光远院长,能将李业甫教授丰富的临床经验、学术思想作出精确总结、勾勒,感到钦佩。

推拿是一门古老的中医外治法,在几千年的发展沿革中经过无数执业者实践、总结、扬弃、提升,成为一门有理论、有方法的临床学科;也形成了有源头、有流域的众多流派。"李氏推拿"即是流传于安徽等地,以李业甫教授为代表,有独特学术观点、手法操作、临床应用的推拿流派。

李业甫教授早期就读于上海中医学院附属推拿学校,该校是其专业生涯的起航点。后来,李业甫教授就业于安徽中医学院(今安徽中医药大学)及其附属医院,不断充实构筑了他的学术领地。

上海中医学院(今上海中医药大学)附属推拿学校主要有三大学术流派——一指禅推拿、滚法推拿、内功推拿。其影响面覆盖长江中下游地区,并浸淫于全国推拿行业。"李氏推拿"之源盖出于此。李业甫与三大学术流派的杰出代表人物,都有过不同程度的接触,或受业,或问疑,或习技,或设问,博采众长,又融个人心得,故"李氏推拿"源远流长。

书中"肢体活动保健功法"一章,我感到新意甚多。特别是养身保健领域中的拓展,是该书一大特色,很有推广价值。

罗贯中在《三国演义》第一回中提到:"分久必合,合久必分。"这种对事物变化规律的观察,其实也可应用于对学术流派变化的认识。一个大的学术体系,可以衍生出许多从属流派,我们的心态应该是,既要积极,又要冷静。

应李业甫教授之嘱,为《李业甫推拿学术思想与临证传真》一书作序,是我的荣幸,也是我的责任。悠悠岁月,50年前我们先后走出校门后,为推拿专业共同奉献了自己的美好年华。如今两鬓苍白,而看到推拿事业在青出于蓝又胜于蓝的后辈们的推动下,蓬勃发展,感到无限欣慰。对自己呕心沥血的辛勤付出,可以无怨无悔了。

（十）《内功推拿》序

"内功推拿"作为推拿的一种学术流派,曾在 20 世纪 50 年代后期被上海中医学院推拿学校吸收为教学体系的基本内容。由于推拿学校是我国第一所培养推拿专业人员的教学机构,随着推拿专业的发展及其推拿教学在全国的普遍开展,推拿专业的教学体系成为各地办学的基本模式。由此,不仅"内功推拿"得以普及,而且也成为推拿临床应用的需要。上海推拿的三大学术流派,"一指禅推拿""滚法推拿"和"内功推拿"在全国有较大影响,但其最大缺憾是没有学术专著。除了在推拿学的综合教材、分类教材及中医综合类辞书中有介绍外,现在缺少全面系统的学理、方法的阐述。现在姚斐等专业学者编撰的《内功推拿》一书,作了突破,开了先河,是非常可喜的。

此本《内功推拿》,其编撰的体例结构显然是一部教材,但就其内容来看,又是一本专著。这种著作样式的出现,是由"内功推拿"的存在现状所决定的。由于内功推拿在中医院校中是教学的基本内容,无论在手法还是功法中,都占有较大的比例。因此,作为"内功推拿"的专门教材,必须按照教材的体例、结构予以系统介绍,作为综合教材《推拿学》的重要补充。

同时,"内功推拿"作为推拿临床应用中一个有影响的学术流派,应用广泛,疗效显著。在没有专著的情况下,这本教材又承担了学术著作的任务。所以,该著作中,对"内功推拿"的发展传承,作了有价值的分析考释;对手法的常式与变式,作了较为详尽的介绍;对治疗方法的作用机制,作了阐述和探索。尤其对临床中常见病治疗方法的描述,尤为突出,有利于推拿临床人员的查阅参考。

"内功推拿",是现代才出现的名称。以前民间中称为"擦法推拿"或"古法推拿"的这一推拿流派,就是现今的"内功推拿"。"内功推拿"在形式上有两个标志性特点,一是医者和患者都需练"少林内功";二是推拿手法的主治手法是擦法。"内功推拿"的擦法操作和具体应用,与其他推拿流派的擦法有明显不同,为了显示其区别,又鉴于"内功推拿"要求医者和患者都要进行"少林内功"锻炼,于是在20 世纪七八十年代开始使用"内功推拿"的名称。这一名称更能反映"内功推拿"的学术内涵。"少林内功"在历史上,或许曾经是为搏击对抗取胜的强身方法,那么在现代,已成为养生、医疗、康复重要的传统运动方法。

我相信,该教材将会通过教学实践的积累而更加完善;同样,通过临床实践,学术内容也会更加丰富。

(十一)《步态分析:正常和病理功能》序

书籍是经验总结的载体、知识交流的平台,专业书籍对于专业人员来说更是不可须臾分离的粮食。岳阳医院步态分析实验室主任姜淑云博士主持翻译的《步态分析:正常和病理功能》,是国际步态分析先驱 Jacquelin Perry 博士主编的一部临床步态分析领域的经典著作。此书不仅是相关专业人员入门的阶梯,也是资深专家必备的专业参考书。

上海中医药大学是国内最早建立康复治疗学专业大学本科,以及硕士、博士研究生教育的高等院校之一。并已通过世界物理治疗师联合会(WCPT)、世界作业治疗师联盟(WFOT)的专业国际论证。随着上海中医药大学康复教育的迅速发展,步态分析成为康复教学中的主要课程。

岳阳医院步态分析实验室成立于 2006 年。自成立以来,步态分析实验室的专业工作水平不断精进。目前,不仅为岳阳医院相关科室提供可靠的评定数据,同时也积极与国内的临床医学、运动医学、康复医学、传统医学等相关学科密切合作,开展了多项三维运动解析的临床与科学试验研究。

姜淑云博士的学科背景是中国的传统医学,攻读博士学位期间,在进修骨科生物力学的同时,还曾到复旦大学力学与工程科学系系统学习流体生物力学,国内生物力学先驱、上海交通大学洪水棕教授是其博士课题指导老师之一。2006年姜淑云博士毕业后就留在了岳阳医院刚成立的步态分析实验室,开始了步态与临床运动分析的职业生涯。2011 年赴美国托马斯杰斐逊大学进修学习,在 Freeman Miller 教授的指导下,专业日精。回国后,姜淑云博士积极开展国际合作,将步态分析实验室推上了一个新的台阶。

姜淑云博士主译的《步态分析:正常和病理功能》著作,既是她学习和实践步态分析技术与文献的分享,又是她在中国推广、普及步态分析愿望的期许。希冀她的愿望在中华大地结出丰硕果实。

(十二)《太极运动法防治常见病》序

"太极"一词,出于《庄子》一书。其意是宇宙之始,是道家认为的万物阴阳变化的开端。中国历代应用"太极"这一概念,都是表明"起始"和"变化"的寓意。

17世纪中叶,河南陈家沟拳家陈王廷在家传拳法的基础上吸收其他拳法所长创编"陈氏太极拳"。在"陈氏太极拳"的基础上,后人经过增补和演化,形成了太极拳的各大流派。目前主要有陈氏太极拳、杨氏太极拳、吴氏太极拳、武氏太极拳、孙氏太极拳等。2005年,太极拳被公布为第一批国家级非物质文化遗产。

太极拳既是武术中格斗搏击的技能和功夫,又是锻炼身体、养生的方法。太极拳搏击不是主动出击的技巧,而是自卫的手段;太极拳养生也不是消极的保护,而是主动锻炼的运动项目。

太极拳在中国历经300余年而不衰,而且习练者遍及神州大地,有偏僻的山区农村,更有现代化的都市。广阔的广场田野,有人在练太极拳;区区的斗室之中,也不乏习练者的身影。太极拳在空间和时间上有如此广泛和强大的传播力,主要是出于太极拳本身的作用和功能。这种作用和功能,不仅被国内各类人士所认识,在国际上也被越来越多的人所接受。

上海中医药大学资深功法教师、著名拳师程杰峰先生曾说:"太极拳的动作要领,是一动百动、外圆内方。"我悟其理:一动百动,是指在操练太极拳时,一个部位的活动,必须连同整个肢体的运动;而肢体的运动,也必须连同呼吸及精神的活动;外圆内方,是指太极拳的肢体动作,外观似圆润施展、缓慢连续,而内在活动又必须招招到位、步步定点。程先生"一动百动,外圆内方"的精辟评议,道出了太极拳的核心要旨,是太极拳的精华所在。

太极拳,将拳冠名"太极",必定是为了凸显"变化"之理。拳的动作要在变化中施展,同时整个拳法也会在发展中演化。《太极运动法防治常见病》一书,是上海市中医药研究院推拿研究所研究人员朱清广博士在完整地学习其师周荣贵前辈所传吴氏太极拳的基础上,领悟中国传统文化及中医学的基础理论,结合自己的科学研究实践后推出的心得之作。其在阐述太极运动法的基础时,既有传统学说,又有现代理论;剖析动作要领时,深入浅出,删繁就简。由于朱清广博士有较丰富的医学临床实践,使拳、医相融,理清法正。

我拜读本书稿后,感到将"太极"的概念与"运动法"的名称相结合,将"拳术"与"防治常见病"的目标相结合是其重要特色。愿一石激起千层浪,使"功法"与"拳法"在预防、治病、康复的健康链中发挥更卓著的作用。

(十三)《推拿学术论文资料汇编》重印附言

《推拿学术论文资料汇编》是上海中医学院(现上海中医药大学)在1979年

7月12日到1979年7月17日,在当时上海市卫生局的领导下,举办的我国首届推拿学术经验交流会的学术报告、治疗经验、手法技能、国内外文献搜录等资料的汇集。这是一次在推拿发展史上,全国性的首届学术交流的盛会。全国著名的中西医推拿疗法研究者、推拿各大流派的代表人物及临床工作者积极赴会,进行了热情、深入的切磋、探讨,呈现了大交流、大发展的学术繁荣态势,这是一次开启中医推拿流派发展航程的盛会。

事隔将近40年的今天,我们重新翻阅这本学术汇编,仍然感到弥足珍贵。其中,不少学术流派的介绍,是出于当时该流派开创性代表人物或者研究专家的亲笔撰文。尽管有些论文篇幅较短,却充分体现了其学术思想与特点。

当前,我国各个推拿流派或许已经远远超过1979年时的数量,但"汇编"所汇集的推拿流派的类别依然具有重要的现实意义。随着时间的推移、学科的发展,可能新的流派又会产生;也可能"分久必合",有些流派又相融合并,这是事物的发展规律。对此,探索流派的分类标准,将变化中的各个流派,寻找彼此的异同,有利于学习、掌握各个推拿流派的学术观点和技能,推动推拿的学术发展。

附录二 名中医及工作室成员发表论文、撰写著作题录

（一）论文目录

[1] 马颖,严隽陶,马书杰,等.推拿联合跑轮训练对大鼠失神经骨骼肌萎缩的效果[J].中国康复理论与实践,2018,24(5):530-534.

[2] 严晓慧,严隽陶,龚利,等.掌擦法运动生物力学与热效应研究[J].中国中医基础医学杂志,2018,24(1):56-59.

[3] 王春红,严隽陶,马书杰,等.推拿联合跑台训练对大鼠坐骨神经吻合术后雪旺细胞及相关神经因子影响的研究[J].新中医,2018,50(1):6-8.

[4] 王春红,严隽陶,马书杰,等.推拿联合跑台训练对失神经大鼠不同时间神经吻合术后骨骼肌的影响[J].中国康复医学杂志,2018,30(9):1069-1073.

[5] 顾丽慧,沈敏,徐纯鑫,等.早期脑瘫患儿家庭康复与第一照料者社会支持度的相关性研究[J].中国民康医学,2018,30(16):69-71.

[6] 方磊,严隽陶,刘玉超.基于 PGC‐1α/Irisin/Ucp1 通路的静力性训练改善骨骼肌减少症研究进展[J].上海中医药大学学报,2018,32(6):78‐82.

[7] 张树根,严隽陶,吴建国,等.严氏手法针刺结合 Bobath 技术治疗脑卒中后上肢痉挛状态的研究[J].现代中西医结合杂志,2018,27(26):2908‐2911.

[8] 周帆,严隽陶,吴嘉容.颈部椎管内占位性病变误诊颈椎病1例[J].按摩与康复医学,2018,9(12):8‐9.

[9] 刘景新,吴卫兵,刘晓丹,等.神经肌肉电刺激对慢性阻塞性肺疾病患者骨骼肌的康复研究进展[J].中国康复理论与实践,2018,24(8):410‐415.

[10] 符仙瑜,张俊鹏,宋紫薇,等.推拿手法对坐骨神经损伤大鼠腓肠肌结蛋白表达的影响[J].康复学报,2018,28(5):37‐40.

[11] 顾丽慧,沈敏,严隽陶.0～3 岁脑性瘫痪儿童机构康复和家庭康复相结合模式应用现状分析[J].中国康复医学杂志,2018,33(5):588‐592.

[12] 郭汝宝,张喜林,严隽陶.推拿手法对家兔失神经支配骨骼肌复合动作电位及收缩功能的影响[J].中华中医药学刊,2017,35(1):140‐142.

[13] 江能义,严隽陶.手法对家兔失神经骨骼肌收缩力的影响[J].浙江中西医结合杂志,2017,27(4):290‐291,320.

[14] 吕强,王淼,张超,等.五禽戏对脊柱退行性变代偿稳定期人群腰腹部肌张力的影响[J].上海中医药杂志,2017,51(5):61‐64.

[15] 严晓慧,严隽陶,龚利,等.基于运动生物力学分析推拿手法分类[J].中华中医药杂志,2017,32(7):3229‐3231.

[16] 陆永嘉,严隽陶,马书杰,等.推拿手法联合跑台训练对坐骨神经延期缝合大鼠神经再生的效果[J].中国康复理论与实践,2017,23(11):1273‐1277.

[17] 吕强,张超,严隽陶,等.五禽戏治疗第五腰椎横突肥大综合征的疗效观察[J].按摩与康复医学,2017(8):40‐43.

[18] 刘景新,刘晓丹,吴卫兵,等.高强度间歇训练对 COPD 患者的康复效果及作用机制[J].中国康复医学杂志,2017,32(12):1441‐1444.

[19] 林强,严隽陶.手法治疗肱骨外上髁炎文献质量评价及 Meta 分析[J].中

医药导报,2017,23(21):116-122.

[20] 陆永嘉,严隽陶,马书杰.全程与间断推拿对延缓失神经大鼠骨骼肌萎缩的实验研究[J].上海中医药杂志,2017,51(10):97-99.

[21] 江能义,严隽陶.对家兔失神经骨骼肌收缩力的影响[J].浙江中西医结合杂志,2017,27(4):290-291,320.

[22] 严晓慧,严隽陶.推拿手法分类的规范化研究[J].中医学报,2017,32(5):875-878.

[23] 严晓慧,严隽陶.推拿手法分类探讨[J].中医学报,2017,32(2):300-303.

[24] 龚利,严隽陶,孙武权,等.严隽陶推拿学术思想初探[J].中医文献杂志,2016(2):43-46.

[25] 龚利,孙武权,张宏,等.严隽陶"从筋论治"膝骨关节炎推拿学术经验探要[J].上海中医药杂志,2016,50(4):1-3,33.

[26] 马书杰,严隽陶,陶然,等.推拿手法联合跑台训练促进大鼠坐骨神经再生的效果[J].中国康复理论与实践,2016,22(11):1276-1280.

[27] 吴卫兵,刘景新,刘晓丹,等.核因子 κB 在运动防治慢性阻塞性肺疾病患者骨骼肌萎缩中的作用机制[J].中国康复理论与实践,2016,22(10):1171-1174.

[28] 马书杰,严隽陶,陶然,等.手法联合跑台训练延缓周围神经损伤后骨骼肌萎缩的实验研究[J].康复学报,2016,26(5):29-32.

[29] 刘玉超,严隽陶,王振裕,等.易筋经对老年骨骼肌减少症骨骼肌收缩功能的影响[J].上海中医药大学学报,2016,30(5):42-45.

[30] 张树根,严隽陶,吴建国,等.中医推拿手法结合理疗治疗脑卒中偏瘫痉挛疗效观察[J].内蒙古中医药,2016,(9):113-114.

[31] 王晓东,马丽,王德洪,等.60~69岁老年人肺活量与慢性腰痛的相关性研究[J].中国中医骨伤科杂志,2016,24(1):18-20.

[32] 郭汝宝,翁军,李增图,等.推拿手法对家兔失神经支配后肌球蛋白重链mRNA 表达的影响[J].中华中医药学刊,2015(1):46-48.

[33] 马惠昇,张宏,严隽陶,等.基于细胞力学加载装置的推拿揉法行气活血作用机制研究[J].时珍国医国药,2015(2):493-496.

[34] 龚利,严隽陶,孙武权,等.严隽陶关于一指禅推拿学术流派之"禅"识[J].中医文献杂志,2015(2):32-35.

[35] 严晓慧,严隽陶,龚利,等.推拿手法操作参数的规范化研究[J].世界科学技术—中医药现代化,2015,17(12):2443-2450.

[36] 安光辉,赵毅,姚斐,等.脊柱推拿治疗腰背及颈部疼痛的疗效和安全性的系统评价再评价[J].中国循证医学杂志,2015,15(9):1010-1017.

[37] 方磊,严隽陶,曹彦俊,等.五禽戏对中老年慢性非特异性下背痛患者腰腹核心肌群力学性能及疼痛影响的临床研究[J].上海中医药杂志,2015,49(9):46-53.

[38] 李应志,邰先桃,严隽陶.推拿在急性闭合性软组织损伤早期临床应用与研究现状[J].辽宁中医药大学学报,2014(11):80-82.

[39] 马书杰,严隽陶.由小儿推拿特定穴探讨人体经络发育[J].江苏中医药,2014(3):11-13.

[40] 郭艳明,严隽陶.严隽陶应用《内经》理论推拿治疗膝骨关节炎病案1则[J].江苏中医药,2014(4):60.

[41] 李应志,秦春晖,严隽陶.推拿联合C臂机下侧隐窝注射治疗腰椎间盘突出症[J].山东中医杂志,2014(3):200-202.

[42] 马书杰,严隽陶.小儿推拿退热作用探讨[J].云南中医学院学报,2014(3):30-32.

[43] 马书杰,严隽陶.手法对家兔不同急性损伤骨骼肌卫星细胞影响观察[J].中华中医药学刊,2014(9):2118-2121.

[44] 胡乐星,齐瑞,严隽陶.经络理论中根结标本发展及应用浅析[J].浙江中医药大学学报,2014(8):1012-1016.

[45] 王龙兵,吴卫兵,刘晓丹,等.传统健身功法对稳定期慢性阻塞性肺疾病患者康复疗效的meta分析[J].中国康复医学杂志,2014(10):957-962.

[46] 马书杰,严隽陶,黄品贤.推拿手法防治失神经骨骼肌萎缩的实验研究[J].江苏中医药,2014(11):79-81.

[47] 刘玉超,王振裕,方磊,等.易筋经对老年骨骼肌减少症者动态平衡能力的影响[J].河北中医药学报,2014,29(4):9-11.

[48] 郭汝宝,严隽陶,张喜林,等.推拿手法对骨骼肌失神经后卫星细胞增殖与

IGF-Ⅰ表达影响的实验研究[J].中华中医药学刊,2013,31(9):1872-1874.

[49] 张小丽,齐瑞,严隽陶.中风后偏瘫中西医结合优化康复方案的临床研究[J].中国针灸,2013,33(12):1113-1117.

[50] 王念宏,严隽陶,孙武权,等.全膝关节表面置换早期推拿的疗效评价[J].中国组织工程研究,2013,17(9):1543-1548.

[51] 方磊,严隽陶.一指禅推法技术要领的运动学分析[J].上海中医药大学学报,2013,27(2):58-60,70.

[52] 方磊,严隽陶,孙克兴.传统养生功法五禽戏研究现状与展望[J].中华中医药杂志,2013,28(5):837-840.

[53] 安光辉,赵毅,龚利,等.《素问》散脉腰痛刺法辨[J].上海中医药杂志,2013,47(4):24-26.

[54] 王晓东,马丽,王德洪,等.60~69岁老年人腰椎椎间隙高度与慢性腰痛的相关性研究[J].中国运动医学杂志,2013,32(6):540-544.

[55] 王晓东,马丽,王德洪,等.60~69岁老年人中医体质状态研究[J].浙江中医杂志,2013,48(6):450-451.

[56] 李应志,严隽陶.对推拿学专业教学的几点建议[J].江苏中医药,2013,45(7):63-65.

[57] 刘晓丹,严隽陶,胡军,等.康复治疗学专业学生学习风格调查[J].中国康复理论与实践,2013,19(9):895-898.

[58] 刘晓丹,胡军,严隽陶.上海市脑瘫患儿24 h治疗及管理模式的深度访谈[J].中国实用护理杂志,2013,29(14):53-56.

[59] 邵盛,龚利,严隽陶,等.易筋经对心脏功能影响的研究进展[J].中国康复,2012,27(1):51-52.

[60] 刘鲲鹏,房敏,孙武权,等.按揉"委中"穴影响腰椎间盘突出症患者血浆内皮素和降钙素基因相关肽含量及临床疗效研究[J].颈腰痛杂志,2012,33(1):9-12.

[61] 李征宇,陈培青,龚利,等."以痛为腧"按揉法对腰椎间盘突出症的镇痛作用及机理研究[J].长春中医药大学学报,2012,28(4):750.

[62] 刘玉超,方磊,严隽陶,等.易筋经对老年骨骼肌减少症者生活质量的影响

[J].上海中医药大学学报,2012,26(5):58-60.

[63] 王念宏,严隽陶,孙武权,等.早期推拿对全膝关节置换患者术后股四头肌表面肌电影响的随机对照研究[J].中西医结合学报,2012,10(11):1247-1253.

[64] 邵盛,胡伟民,龚利,等.不同运动时长易筋经锻炼对健康老年人心脏功能的影响[J].中国康复,2012,27(6):439.

[65] 刘晓丹,严隽陶,胡军.当代康复学科科研发展趋势分析[J].中国康复理论与实践,2012,18(10):967-971.

[66] 王晓东,严隽陶,吕立江,等.康复推拿课程建设的构想[J].中医教育,2012,31(4):19-21.

[67] 王晓东,严隽陶.体质状态与慢性腰痛[J].中国中医骨伤科杂志,2011,19(1):67-69.

[68] 孙武权,房敏,沈国权,等.肩关节周围炎的中医病名探讨[J].按摩与康复医学,2011,2(1):38-40.

[69] 龚利,房敏,严隽陶,等.手法治疗对膝骨关节炎患者屈伸肌功能影响的临床研究[J].中国中医骨伤科杂志,2011,19(2):6-9.

[70] 房敏,龚利,严隽陶,等.运动关节类手法不同教学阶段的教学方法应用[J].医学信息,2011,24(3):1517-1518.

[71] 龚利,严隽陶,朱振安,等. Clinical trial on the role of tuina in rehabilitation therapy following total hip replacement[J]. J. Acupunct. Tuina. Sci, 2010, 8(6):384-389.

[72] 樊远志,龚利,严隽陶,等. Clinical observation on treatment of knee osteoarthritis by acupuncture and tuina therapy[J]. J. Acupunct. Tuina. Sci, 2010, 8(6):390-393.

[73] 樊远志,龚利,严隽陶,等.推拿治疗对膝骨关节炎患者股四头肌功能的影响[J].上海中医药杂志,2010,44(10):57-60.

[74] 马惠昇,张宏,严隽陶,等.适于推拿手法细胞力学加载装置模型的设计与构建[J].中国组织工程研究与临床康复,2010,14(26):4751-4754.

[75] 樊远志,房敏,严隽陶,等.推拿手法对膝骨关节炎患者股四头肌肌力影响的临床研究[J].中国医学,2010,25(5):1007-1010.

[76] 吕杰,曹金凤,方磊,等.中医推拿揉法生物力学研究——手法运动学实测及分析[J].生物医学工程学进展,2010,31(3):142-148.

[77] 戴德纯,房敏,姜淑云,等.慢性疲劳综合征患者生存质量和疲劳特征及中医推拿干预研究[J].中国康复医学杂志,2010,25(8):751-756.

[78] 严隽陶,齐瑞,王桂茂.影响缺血性脑卒中患者 ADL 预后的多因素分析[J].中国康复,2010,25(4):253-255.

[79] 严晓慧,严隽陶,龚利.浅谈中医推拿手法标准化的重要性[J].河南中医,2009,29(3):242-243.

[80] 齐瑞,严隽陶,汪涛,等.综合康复方案治疗缺血性脑卒中的卫生经济学评价[J].中国康复,2009,24(3):162-164.

[81] 朱燕,严隽陶,张宏,等.中西医结合康复治疗学四年制理学学士培养实践[J].中国康复,2009,24(3):287.

[82] 房敏,姜淑云,孙武权,等.推拿对颈部体表变形影响试验研究[J].中华中医药学刊,2009,27(4):716-718.

[83] 朱立国,于杰,高景华,等.神经根型颈椎病患者的疼痛和麻木观测[J].中国中医骨伤科杂志,2009,17(4):1-3.

[84] 严晓慧,严隽陶,龚利.一指禅推法的源流与现代研究进展[J].河南中医,2009,29(5):515-518.

[85] 姜淑云,严隽陶,房敏,等.颈椎病患者康复疗效评价研究[J].中国康复医学杂志,2009,24(5):433-435.

[86] 金喜宏,刘仁慧,孙武权.推拿治疗哺乳性颈背疼痛症 57 例[J].上海中医药杂志,2009,43(6):47-48.

[87] 戴德纯,房敏,严隽陶,等. Tuina intervention and sleep and emotional disorders due to chronic fatigue syndrome[J]. J. Acupunct. Tuina. Sci,2009(7):147-151.

[88] 姜淑云,严隽陶,房敏,等.颈椎治疗过程中骨与椎体的生物力学变化[J].中国组织工程研究与临床康复,2009,13(11):2029-2032.

[89] 樊远志,严隽陶,孙武权,等.推拿与不寐[J].按摩与导引,2008,24(1):7-9.

[90] 齐瑞,严隽陶,张云云,等.综合康复治疗脑梗死的临床研究[J].中华物理

医学与康复杂志,2008,30(1):36-38.

[91] 樊远志,严隽陶,王念宏,等. 推拿疗法与全髋关节置换术后的早期康复[J]. 山西中医,2008,24(2):34-36.

[92] 房敏,严隽陶,姜淑云,等. Role of cervical soft tissue lesion in cervical spondylosis and tuina intervention[J]. J. Acupunct. Tuina. Sci,2008 (6):75-78.

[93] 房敏,姜淑云,洪水棕,等. 颈伸肌群对颈椎间盘和小关节内压力变化的影响[J]. 中国组织工程研究与临床康复,2008,12(15):2847-2850.

[94] 王艳国,严隽陶,房敏,等. 推拿对颈椎病患者颈肌疲劳的影响[J]. 江苏中医药,2008,40(8):45-47.

[95] 王艳国,严隽陶,房敏,等. 推拿对颈椎病患者颈部肌群最大随意收缩力矩的影响[J]. 上海中医药杂志,2008,42(7):43-45.

[96] 王念宏,严隽陶,孙武权,等. 推拿在人工全膝关节置换术后早期康复治疗的可行性探讨[J]. 辽宁中医杂志,2008,35(7):7001,8001.

[97] 左亚忠,房敏,姜淑云,等. 推拿对颈椎病疼痛、颈部功能和生活质量影响的临床研究[J]. 上海中医药杂志,2008,42(5):54-55.

[98] 朱燕,房敏,严隽陶,等. 原发性骨质疏松症患者的腰屈伸等速肌力评定[J]. 中国康复医学杂志,2008,23(9):792-793,798.

[99] 李征宇,孙兮文,张效初,等. 按揉委中穴对脑愉悦回路的影响[J]. 上海中医药大学学报,2008,22(4):51-53.

[100] 王艳国,严隽陶,房敏,等. 推拿对颈椎病患者颈部肌群相对峰力矩的影响[J]. 北京中医药,2008,27(6):418-421.

[101] 严隽陶,孙武权,齐瑞,等. 康复推拿治疗脑卒中的思路与经验[J]. 上海中医药大学学报,2007,21(1):1-3.

[102] 胡军,张喜林,严隽陶. Effects of massage on satellite cells of acute contusive skeletal muscles(推拿手法对骨骼肌急性钝挫伤后卫星细胞变化的影响)[J]. Journal of Acupuncture and Tuina Science,2007,5 (1):6-9.

[103] 齐瑞,严隽陶,房敏,等. 脑卒中偏瘫患者肘关节屈伸肌等速肌力测试研究[J]. 中国康复医学杂志,2007,22(1):58-59.

[104] 朱国苗,房敏,孙武权,等.循证医学在提高推拿临床研究质量中的应用
[J].按摩与导引,2007,23(5):2-3,11.

[105] 张宏,严隽陶,徐俊,等.骨骼肌纤维类型增龄性变化特征及推拿手法对
老龄大鼠骨骼肌纤维的影响[J].中国组织工程研究与临床康复,2007,
11(36):7149-7152.

[106] 刘玉超,严隽陶,房敏,等.推拿中的主动运动[J].按摩与导引,2007,23
(8):8-9,32.

[107] 左亚忠,房敏,姜淑云,等.推拿改善下颈椎失稳临床研究[J].中西医结
合学报,2007,5(5):587-589.

[108] 王桂茂,严隽陶.应用三维运动解析技术定量观测步态变化[J].中国组
织工程研究与临床康复,2007,11(35):7081-7083.

[109] 王桂茂,齐瑞,严隽陶.中风偏瘫步态的生物力学及其运动学特征分析
[J].中国组织工程研究与临床康复,2007,11(40):8169-8172.

[110] 王桂茂,严隽陶.结合运动疗法谈推拿治疗脑卒中[J].按摩与导引,
2007,23(11):8.

[111] 王艳国,严隽陶,房敏,等.推拿对颈椎病患者等速运动中最大力矩角度
的影响[J].天津中医药大学学报,2007,26(4):181-184.

[112] 程英武,严隽陶.椎体半脱位动物模型研究进展[J].颈腰痛杂志,2007,
28(6):527-529.

[113] 姜淑云,严隽陶,房敏,等.颈椎病人颈伸肌群等速运动测试试验研究
[J].黑龙江中医药,2006(2):13-15.

[114] 马惠昇,张宏,沈国权,等.推拿㨰法动力学研究进展[J].按摩与导引,
2006,22(7):38-41.

[115] 戴德纯,房敏,严隽陶.退行性腰椎滑脱症的推拿临床研究进展[J].按摩
与导引,2006,22(7):42-46.

[116] 姜淑云,左亚忠,房敏,等.颈部肌群与颈椎病[J].颈腰痛杂志,2006,27
(3):235-238.

[117] 齐瑞,严隽陶,房敏,等.脑卒中偏瘫患者肱二、三头肌表面肌电特征的研
究[J].中华物理医学与康复杂志,2006,28(6):399-401.

[118] 李征宇,陈培青,龚利,等.以痛为腧按揉法缓解腰椎间盘突出症致腰腿

痛的效应[J].中国临床康复,2006,10(23)：25-27.

[119] 房敏,孙武权,严隽陶.三步推拿法配合教育锻炼治疗肌纤维痛综合征2例[J].按摩与导引,2006,22(9)：27-29.

[120] 阮微,陈志伟,严隽陶.小儿腹泻推拿治疗研究进展[J].按摩与导引,2006,22(9)：36-40.

[121] 严隽陶,齐瑞,房敏,等.脑卒中分期综合康复治疗方案[J].中国康复医学杂志,2006,21(5)：455-456.

[122] 马惠昇,张宏,童仙君,等.推拿㨰法操作动力学参数的优化试验[J].中国临床康复,2006,10(35)：4-6.

[123] 戴德纯,房敏,沈国权,等.骶髂关节紊乱特点和推拿干预研究[J].中国临床康复,2006,10(35)：135-138.

[124] 阮微,VIETNAM,陈志伟,et al. "Four-step massage" in treating childhood spleen-deficiency diarrhea[J]. Journal of Acupuncture and Tuina Science, 2006，4(5)：271-273.

[125] 张宏,马惠昇,门志涛,等.推拿㨰法的动力学参数优化研究[J].上海中医药杂志,2006,40(9)：68-69.

[126] 朱国苗,房敏,孙武权,等.再谈三步推拿法配合教育锻炼治疗纤维肌痛综合征[J].按摩与导引,2006,22(10)：40.

[127] 马惠昇,张宏,苗志杰,等.推拿㨰法动力学参数优化实验研究[J].中国康复医学杂志,2006,21(12)：1116-1118.

[128] 马惠昇,张宏,严隽陶,等.推拿㨰法演化及运动特征分析[J].四川中医,2006,24(10)：96-98.

[129] 齐瑞,严隽陶,杨绍菊,等.急性脑梗死患者事件相关电位及其与认知功能的相关性[J].中国卒中杂志,2006,1(6)：688-690.

[130] 王艳国,严隽陶,房敏,等.《脏腑图点穴法》学术思想探讨[J].按摩与导引,2005,21(1)：1-3.

[131] 王艳国,严隽陶,王舒.从麦肯基技术谈对中医推拿发展的启示[J].按摩与导引,2005,21(2)：2-3.

[132] 胡军,严隽陶,房敏.推拿发展的循证医学挑战及对策[J].中西医结合学报,2005,3(6)：429-431.

[133] 孙武权,严隽陶,陈志伟,等.严隽陶教授对推拿功法研究的贡献[J].按摩与导引,2005,21(12):2-3.

[134] 浏丹,许世雄,成伟华,等.滚法推拿形成运动狭窄黏弹性血管血液动力学[J].复旦学报(自然科学版),2005,44(2):246-255.

[135] 齐瑞,严隽陶.推拿在脑卒中康复中的应用述评[J].江西中医药,2005,36(4):63-64.

[136] 董礼,严隽陶,李善敬.疼痛与针刺镇痛[J].辽宁中医杂志,2005,32(8):768-770.

[137] 张宏,徐俊,严隽陶,等.推拿对骨骼肌减少症患者伸膝速度和肌电的干预作用[J].上海中医药大学学报,2005,19(2):40-41.

[138] 张宏,严隽陶,徐俊,等.静力训练结合推拿手法治疗对老年大鼠蛋白质代谢的影响[J].上海中医药大学学报,2004,18(1):35-37.

[139] 李征宇,严隽陶.推拿镇痛机制的研究进展及展望[J].按摩与导引,2004,20(2):1-4.

[140] 张宏,徐俊,严隽陶,等.改良的大鼠静力训练模型[J].中国运动医学杂志,2004,(2):185-186.

[141] 李成永,李文金,苏维广,等.眼针对急性脑缺血大鼠的脑保护作用[J].辽宁中医杂志,2004,31(2):104-105.

[142] 胡军,严隽陶.手法治疗肩周炎临床报告的循证医学评价[J].中西医结合学报,2004,2(3):185-188.

[143] 李征宇,陈培青,严隽陶,等."以痛为腧"按揉法对神经痛大鼠的镇痛作用[J].上海中医药杂志,2004,38(5):54-56.

[144] 沈国权,严隽陶.颈椎微调手法[J].中华脊柱医学,2004,1(1):45-48.

[145] 齐瑞,严隽陶.推拿治疗中风研究述评(上)[J].按摩与导引,2004,20(3):61-62.

[146] 齐瑞,严隽陶.推拿治疗中风研究述评(下)[J].按摩与导引,2004,20(4):58-59.

[147] 浏丹,许世雄,Y.T.CHEW,等.血管黏弹性对㨰法推拿作用下血管切应力的影响[J].医用生物力学,2004,(3):129-135.

[148] 浏丹,许世雄,成伟华,等.黏弹性血管脉动血流在㨰法推拿作用下的切

应力分析[J].生物医学工程学杂志,2004,21(4-suppl):99-100.

[149] 刘玉峰,许世雄,严隽陶,等.外部作用力引起组织压动态变化时的毛细血管血流[J].生物医学工程学杂志,2004,21(5):699-703.

[150] 姜淑云,严隽陶,房敏.慢性疲劳综合征的研究进展[J].中西医结合学报,2004,2(6):459-463.

[151] 孙武权,严隽陶,孙国荣,等.严隽陶推拿治疗肩关节周围炎经验[J].按摩与导引,2004,20(6):2-3.

[152] 许世雄,浏丹,刘玉峰,等.中医推拿和血液动力学[J].医用生物力学,2004,19(4):198-204.

[153] 李成永,吴嘉容,孙曼萍,等.推拿、针刺对急性脑梗死大鼠细胞凋亡相关基因蛋白表达的影响[J].上海中医药杂志,2004,38(12):43-44.

[154] 成伟华,吕岚,许世雄,等.擦法推拿形成运动狭窄血管内血液流量分析[J].医用生物力学,2003,18(1):1-5.

[155] 张宏,严隽陶,徐俊,等.静力训练对大鼠β-内啡肽及POMC基因表达的影响[J].上海中医药大学学报,2003,17(1):44-46.

[156] 房敏,沈国权,严隽陶.Application of tuina techniques to spinal diseases[J].Journal of Acupuncture and Tuina Science,2003,1(2):58-59.

[157] 张宏,严隽陶.老年性骨骼肌减少症研究进展及展望[J].中国康复,2003,18(2):115-117.

[158] 李成永,吴嘉容,魏欣,等.推拿治疗急性脑梗塞的临床疗效研究[J].按摩与导引,2003,19(5):9-10.

[159] 李成永,吴嘉容,沈国权,等.推拿、针刺对急性脑缺血大鼠的脑保护作用[J].中医药信息,2003,20(6):44-45.

[160] 严隽陶,张宏,徐俊,等.静力推拿功法训练对最大摄氧量的影响[J].按摩与导引,2002,18(3):12-13.

[161] 房敏,沈国权,严隽陶,等.颈椎主要结构生物力学特性实验研究[J].颈腰痛杂志,2002,23(2):89-92.

[162] 沈国权,严隽陶.对脊柱推拿"错位"与"整复"理论的思考[J].上海中医药大学学报,2002,16(2):26-28.

[163] 孙武权,严隽陶.推拿手法频率的理论探讨与实验研究[J].按摩与导引,

2002,18(5)：2-4.

[164] 张宏,严隽陶,徐俊,等.中国传统静力推拿法训练对β-内啡肽影响的实验研究[J].中华推拿疗法杂志,2002,1(1)：6-8.

[165] 张宏,严隽陶.现代康复医学理论和技术在中医推拿学中的应用[J].中华推拿疗法杂志,2002,1(1)：18-20.

[166] 连宝领,严隽陶,沈国权,等.推拿治疗颈源性眩晕作用研究[J].按摩与导引,2001,17(1)：6-8;(2)：9-13.

[167] 徐俊,严隽陶,张宏,等.静力训练对大鼠骨骼肌超微结构的影响[J].中国运动医学杂志,2001,20(1)：86.

[168] 房敏,严隽陶.颈部软组织病变在颈椎发病中的作用[J].中国骨伤,2001,14(2)：94-95.

[169] 冯燕华,沈国权,严隽陶.关于推拿临床带教若干问题的探讨[J].北京针灸骨伤学院学报,2001,8(2)：29-31.

[170] 严隽陶,徐俊.老年性骨骼肌衰弱及其防治展望[J].现代康复,2001,5(4)：75-76.

[171] 王志泉,严隽陶,沈国权.寰齿关节在颈椎斜扳手法中安全性问题的力学研究[J].中国骨伤,2001,14(4)：217-218.

[172] 许世雄,刘玉峰,Y. T. CHEW,等.组织压动态变化对毛细血管—组织交换的影响[J].医用生物力学,2001,16(3)：129-134.

[173] 严隽陶,邬之萍,沈国权,等.高等院校中医推拿人才培养的改革实践[J].按摩与导引,2001,17(3)：5-7;(4)：2-3;(5)：6-7.

[174] 徐俊,严隽陶,张宏,等.静力推拿功法训练的动物模型[J].按摩与导引,2000,16(2)：5-6.

[175] 房敏,严隽陶,沈国权,等.颈部推拿拔伸手法的在体研究[J].颈腰痛杂志,2000,21(3)：200-203.

[176] 李征宇,周信文,汪守中,等.穴位刺激器治疗胃下垂30例临床观察[J].按摩与导引,2000,16(2)：11-12.

[177] 许敬人,房敏,严隽陶.手法治疗颈痛、头痛的临床及其机制[J].颈腰痛杂志,2000,21(1)：67-68.

[178] 许敬人,房敏,沈国权,等.颈椎病患者头回复至中立位的能力测定[J].

中华物理医学与康复杂志,2000,22(4):223-225.

[179] 连宝领,严隽陶.颈源性眩晕及手法治疗研究进展(上)[J].按摩与导引,1999,15(2):54-56.

[180] 冯燕华,严隽陶.试论中医推拿与西方按摩的异同和发展[J].按摩与导引,1999,15(4):4-6.

[181] 连宝领,严隽陶.颈源性眩晕及手法治疗研究进展(下)[J].按摩与导引,1999,15(6):52-55.

[182] 李征宇,严隽陶.手法深透作用的数学物理基础初探[J].按摩与导引,1998(1):7-8.

[183] 王志泉,严隽陶.脊柱正骨手法的生物力学研究进展[J].按摩与导引,1998(1):45-46.

[184] 万平,徐俊,华明,等.一种简易的大鼠静力性练习方法[J].中国运动医学杂志,1998,17(1):61-62.

[185] 万平,徐俊,孙心德,等.静力推拿功法训练对人体有氧耐力的影响[J].辽宁中医杂志,1998,25(5):222-223.

[186] 许世雄,谢志勇,李信安,等.摆动类揉法推拿作用力时域分析[J].医用生物力学,1997,12(1):25-29.

[187] 王志泉,严隽陶.推拿意外分析及推拿安全刍议[J].按摩与导引,1997(5):6-8.

[188] 许世雄,李信安,房敏,等.中医推拿间歇性拔伸颈椎应力分析及对VBI即时作用观察[J].医用生物力学,1996,11(2):71-77.

[189] 陈守吉,许世雄,史一蓬,等.中医推拿摆动类手法的动力学研究(Ⅰ)生物力学模型及方程[J].医用生物力学,1996,11(2):112-116.

[190] 周信文,许世雄,谢志勇,等.中医推拿手法测力分析仪FZ-Ⅰ型的研制及揉法合力作用点轨迹分析[J].医用生物力学,1996,11(3):179-183.

[191] 谢志勇,许世雄,李信安,等.关于中医推拿手法摆动类揉法施力的频域分析[J].医用生物力学,1996,11(4):208-211.

[192] 徐俊,万平,周信文,等.不同地区推拿专业大学生无氧阈值及其功法训练设想[J].按摩与导引,1996(5):4-5.

[193] 李征宇,严隽陶,杨香媛,等. Observations on the effects of massage on experimental gastric ulcer in rats[J]. 中医杂志(英文版),1996,16(2):147-150.

[194] 徐俊,严隽陶,薛志忠,等.推拿对脾虚泻泄模型大鼠作用的初探[J].按摩与导引,1995(6):1-2.

[195] 钟剑波,郑风胡,严隽陶,等.PVDF体表式推拿动态力度仪的研制[J].上海中医药大学上海市中医药研究院学报,1994,8(1):64-66.

[196] 龚利.摩与药俱[J].按摩与导引,1993(6):4-7.

[197] 李征宇,严隽陶,李香媛,等.推拿对大鼠实验性胃溃疡作用的观察[J].中医杂志,1993,34(9):556-557.

[198] 唐仲良,张绯洁,严隽陶.比较电针和推拿"内关"穴对家兔痛阈及皮层和海马脑电功率谱的影响[J].针刺研究,1991(21):158-159.

[199] 李征宇,周完贞,彭惠亭,等.推拿对小白鼠移植性肿瘤作用的观察[J].中医杂志,1990(8):49-50.

[200] 范海鹰,严隽陶,吴银根.退六府手法对幼兔发热的抑制作用及其机制的初步研究[J].中华中医药杂志,1990,5(3):8-12.

[201] 陈国民,蒋康平,陈忠良,等.推拿合谷穴对失血性休克家兔血压影响的观察[J].上海中医药杂志,1988(4):46-48.

[202] 曹仁发,俞大方,吴金榜,等.推拿疗法讲座(一)[J].上海中医药杂志,1965(11):3-7.

[203] 曹仁发,俞大方,吴金榜,等.推拿疗法讲座(二)[J].上海中医药杂志,1965(12):7-11.

(二)著作目录

[1] 中医大辞典:针灸、推拿、气功、养生分册(试用本)[M].北京:人民卫生出版社,1986.

[2] 中国医学百科全书:推拿学[M].上海:上海科学技术出版社,1987.

[3] 推拿学基础[M].上海:上海中医学院出版社,1987.

[4] 推拿问答[M].上海:上海科学技术出版社,1990.

[5] 中医推拿学(高等中医院校教学参考丛书)[M].北京:人民卫生出版社,1992.

[6] 中国医学百科全书：推拿学[M].上海：上海科学技术出版社,1992.

[7] 中国推拿大成[M].长春：长春出版社,1993.

[8] 推拿手法图谱[M].上海：上海科学技术出版社,1994.

[9] 现代中医药应用与研究大系：推拿[M].上海：上海中医药大学出版社,1998.

[10] 推拿学(普通高等教育"十五"国家级规划教材,新世纪全国高等中医药院校教材)[M].北京：中国中医药出版社,2003.

[11] 推拿手法学(新世纪全国高等中医药院校教材同步辅导系列丛书)[M].北京：科学出版社,2004.

[12] 中医推拿学(高等中医院院校教学参考丛书)[M].2 版.北京：人民卫生出版社,2006.

[13] 推拿学(普通高等教育"十一五"国家级规划教材)[M].北京：中国中医药出版社,2009.

[14] 脊柱推拿的理论与实践[M].北京：人民卫生出版社,2016.

[15] 中医手法养生[M].上海：复旦大学出版社,2016.

参考文献

［1］ 张宏,孙武权,龚利,等.严隽陶老中医的推拿学术贡献[J].按摩与康复医学,2010,1(1)：3-5.

［2］ 龚利,严隽陶,孙武权,等.严隽陶推拿学术思想初探[J].中医文献杂志,2016(2)：43-46.

［3］ 龚利,孙武权,张宏,等.严隽陶"从筋论治"膝骨关节炎推拿学术经验探要[J].上海中医药杂志,2016,50(4)：1-3,33.

［4］ 刘玉超,王振裕,方磊,等.易筋经对老年骨骼肌减少症者动态平衡能力的影响[J].河北中医药学报,2014,29(4)：9-11.

［5］ 龚利,房敏,严隽陶,等.手法治疗对膝骨关节炎患者屈伸肌功能影响的临床研究[J].中国中医骨伤科杂志,2011,19(2)：6-9.

［6］ 齐瑞,严隽陶,张云云,等.综合康复治疗脑梗死的临床研究[J].中华物理医学与康复杂志,2008,30(1)：36-38.

［7］ 严隽陶,孙武权,齐瑞,等.康复推拿治疗脑卒中的思路与经验[J].上海中医药大学学报,2007,21(1)：1-3.

［8］ 严隽陶.现代中医药应用与研究大系·推拿[M].上海：上海中医药大学出版社,1998.

［9］ 严隽陶.推拿学(普通高等教育"十五"国家级规划教材,新世纪全国高等中医药院校教材)[M].北京：中国中医药出版社,2003.

［10］ 严隽陶.推拿学(普通高等教育"十一五"国家级规划教材)[M].北京：中国中医药出版社,2009.